DE LA VALEUR
DE LA PONCTION SIMPLE
ET DES
INJECTIONS IODÉES
DANS LES
KYSTES SÉREUX DU LIGAMENT LARGE
(KYSTES PARAOVARIQUES)

PAR

Eugène GAUTREZ
Docteur en médecine de la Faculté de Paris,
Ancien interne des hôpitaux de Clermont-Ferrand,
Lauréat de l'École de médecine de la même ville.

PARIS
A. PARENT, IMPRIMEUR DE LA FACULTÉ DE MÉDECINE
A. DAVY, successeur
52, RUE MADAME ET RUE MONSIEUR-LE-PRINCE, 14

1885

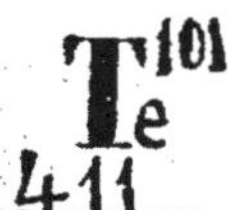

DE LA VALEUR

DE LA PONCTION SIMPLE

ET DES

INJECTIONS IODÉES

DANS LES

KYSTES SÉREUX DU LIGAMENT LARGE

(KYSTES PARAOVARIQUES)

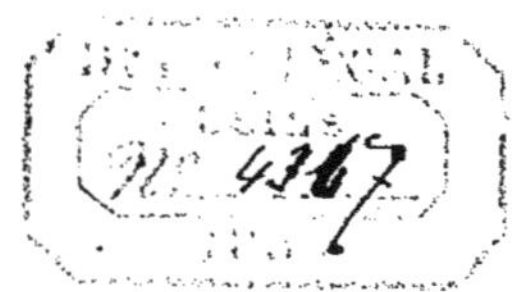

PAR

Eugène GAUTREZ

Docteur en médecine de la Faculté de Paris,
Ancien interne des hôpitaux de Clermont-Ferrand,
Lauréat de l'École de médecine de la même ville.

PARIS
A. PARENT, IMPRIMEUR DE LA FACULTÉ DE MÉDECINE
A. DAVY, successeur
52, RUE MADAME ET RUE MONSIEUR-LE-PRINCE, 14

1885

A LA MÉMOIRE DE MA MÈRE

A MON PÈRE

A MES PARENTS

A MES AMIS

A MON BEAU-FRÈRE LE DOCTEUR CHIBRET

Témoignage d'affection et de reconnaissance.

Gautrez

A M. LE PROFESSEUR FLEURY

Directeur de l'Ecole de médecine de Clermont-Ferrand,
Officier de la Légion d'honneur.

A M. LE DOCTEUR NIVET

Professeur d'accouchements et de maladies des femmes à l'Ecole de médecin
de Clermont-Ferrand,
Chevalier de la Légion d'honneur

A M. LE DOCTEUR TERRILLON

Professeur agrégé à la Faculté de Paris,
Chirurgien de la Salpêtrière.

Témoignage de ma profonde reconnaissance.

A M. LE DOCTEUR LE DENTU

Professeur agrégé à la Faculté de médecine de Paris,
Chevalier de la Légion d'honneur.
Chirurgien de l'hôpital Saint-Louis.

A MON PRÉSIDENT DE THÈSE

M. LE PROFESSEUR VERNEUIL

Chirurgien de la Pitié,
Officier de la Légion d'honneur.

A MES PREMIERS MAITRES
DE L'ÉCOLE DE MÉDECINE ET DE PHARMACIE
DE CLERMOND-FERRAND.

DE LA VALEUR
DE LA PONCTION SIMPLE
ET DES
INJECTIONS IODÉES
DANS LES
KYSTES SÉREUX DU LIGAMENT LARGE
(KYSTES PARAOVARIQUES.)

INTRODUCTION.

Depuis que l'histoire des kystes séreux du ligament large, connus aussi sous le nom de kystes paraovariques, s'est complètement dégagée de celle des kystes de l'ovaire, et qu'une étude approfondie de ces tumeurs a permis de leur constituer une place spéciale dans le cadre de la gynécologie, tous les chirurgiens se sont constamment préoccupés de leur pronostic et de leur traitement.

La plupart des praticiens, frappés de la grande bénignité de ces kystes et de l'extrême facilité avec laquelle ils cédaient à *une première et unique ponc-*

tion, érigèrent en principe ce mode de traitement et formulèrent cette règle, à savoir que : « *l'on devait toujours avoir recours à la ponction dans les cas de ce genre* » (Duplay, Panas, Spencer Wells, Mat. Duncan, etc.). Mais quelques récidives, à la suite desquelles il fallut procéder à l'extirpation de la tumeur, pour obtenir une guérison radicale, devaient bientôt démontrer tout ce qu'il y avait d'absolu dans une pareille proposition. On n'en continua pas moins à ponctionner tous les kystes de cette espèce, malgré l'opinion de quelques chirurgiens tels que Lawson Tait, Palmer, qui, bannissant la ponction de leur pratique, en étaient venus à ne plus pratiquer que l'extirpation d'emblée.

Aujourd'hui, l'accord est loin d'être fait, — ainsi qu'en témoignent les discussions qui ont lieu chaque jour à ce sujet. — Une réaction de plus en plus accentuée se produisant même contre la ponction, nous nous sommes demandé si, en présence des progrès de la chirurgie, progrès tels que l'opération de l'ovariotomie journellement pratiquée ne donne plus lieu qu'à une infime mortalité, il n'y aurait point intérêt pour les malades à les débarrasser immédiatement de leur tumeur.

Quelle est en un mot la valeur réelle de la ponction dans les kystes paraovariques ? Ne serait-il pas préférable de les traiter, soit par des injections irritantes, soit par l'extirpation d'emblée ? Telles sont les questions que nous nous sommes posées.

Pour arriver à la solution de ce problème thérapeutique, nous avons recherché dans la pratique des chirurgiens qui s'étaient le plus occupés de ce genre de tumeurs, les faits qui pouvaient nous permettre de formuler une règle précise à cet égard, et c'est le résultat de ces investigations que nous venons vous soumettre aujourd'hui.

Aurons-nous satisfait complètement à ce desideratum de la chirurgie moderne? Ce serait peut-être une témérité bien grande de la part de notre jeune expérience que d'oser y croire. Du moins aurons-nous rassemblé, et fourni à de plus compétents que nous, tous les éléments nécessaires à la formation d'une conviction basée sur des faits nombreux et précis.

Nous avons été encouragé à entreprendre ce travail par M. le Dr Terrillon, qui n'a pas cessé un instant de nous prodiguer les conseils de sa grande expérience en la matière; qu'il nous soit permis de lui en exprimer ici toute notre gratitude et l'assurance de notre respectueux attachement.

M. le professeur Verneuil a bien voulu nous faire l'honneur d'accepter la présidence de notre thèse; nous le prions d'agréer l'hommage de notre reconnaissance.

Nous avons divisé notre travail en deux parties.

Dans la première, nous avons pensé que ce ne serait pas faire œuvre inutile que de rappeler les notions de pathogénie, de structure et de diagnostic afférentes à ces tumeurs, notions qui dominent essentiellement le choix de la méthode thérapeutique et sur lesquelles l'accord n'est malheureusement pas encore définitif.

Dans la seconde partie, il est question des différents procédés de traitement applicables aux kystes que nous venons d'étudier et de la valeur relative de chacun de ces procédés. — Notre appréciation est basée, et sur l'opinion de tous les auteurs qui ont traité la question et sur les observations que nous avons pu recueillir et que nous reproduisons dans le cours de ce travail.

Dans l'énoncé de nos conclusions, nous n'avons pas cessé un instant de nous inspirer de ces sages paroles de M. West : « Le danger d'une maladie est « un élément qu'il ne faut jamais perdre de vue « dans l'appréciation de l'opportunité d'une in- « tervention. Si les souffrances qu'elle occasionne « ne sont que modérées, si les progrès sont lents, « s'il y a un temps d'arrêt, nous devons hésiter à « employer des moyens de traitement qui, bien « qu'aptes à guérir radicalement, peuvent d'un « autre côté compromettre l'existence. Les chances « d'une complète guérison ne contrebalancent « qu'aux yeux de bien peu de malades les risques « d'une mort immédiate, et beaucoup d'entre elles « préfèrent un moyen palliatif qui les soulagera « et prolongera leur existence à un moyen qui les « guérira radicalement, mais qui les expose à une « mort immédiate. » (West rapporté par Boinet et

Ferrand, dans art. Ovaire du Dict. encyclop. des Sciences médicales, p. 206.)

L'affection dont nous nous occupons étant de celles qui ne compromettent qu'au bout d'un très long temps l'existence des femmes qui en sont atteintes, nous nous sommes donc efforcé de conclure dans le sens le plus favorable et à la guérison radicale et à l'absence d'accidents immédiats et sérieux dus à une opération dangereuse qui, en même temps qu'elle procurerait un soulagement considérable, exposerait d'une façon certaine les jours de la malade.

PREMIÈRE PARTIE

Considérations générales sur les kystes du ligament large.

HISTORIQUE.

Velpeau, en 1825, dans un mémoire lu à la Société philomatique (reproduit dans l'art. Ovaire du Dictionnaire en 30 volumes, t. XXII, Paris 1852), signalait de petits kystes auxquels les auteurs du Compendium de médecine ont donné le nom de « *rudimentaires extra-ovariques* », kystes situés dans les ligaments larges ou appendus aux franges du pavillon de la trompe, le plus souvent pédiculés, dont le volume variait de celui d'un grain de chènevis à celui d'une noisette, et qui contenaient un liquide plus ou moins séreux, parfois filant.

Ces petits kystes, qui avaient été indiqués par Lieutaud (Anatomie et histologie pratiques, t. II), devaient bientôt attirer l'attention de nombreux observateurs, parmi lesquels Bright (Guy's Hospital reports, t. III, 1838, p. 179), Cazeaux (Des kystes de l'ovaire, thèse d'agrégation, Paris 1844), Delpech (Clinique chirurgicale de Montpellier, t. II), Huguier (Bulletin de la Société de chirurgie, 1847). Cazeaux surtout en parle longuement dans sa thèse d'agrégation, où nous trouvons mentionnées aussi des tumeurs d'un volume assez considérable, difficiles à différencier de celles ayant pris naissance dans l'ovaire et qui, ayant les mêmes indications thérapeutiques, n'ont aucun intérêt à en être séparées.

C'est à Follin (Thèse de doctorat, Paris 1850) que revient l'honneur d'avoir démontré que les petits kystes du ligament large, « *œufs pédiculés de Velpeau* », étaient des dilatations kystiques des canaux de Rosenmüller, vestiges du corps de Wolff. Cette théorie trouvait peu de temps après sa confirmation dans les faits étudiés par M. Verneuil et qui ont fait l'objet d'un mémoire lu à la Société de chirurgie le 3 novembre 1852 (Mémoires de la Société de chirurgie, 1857). Broca avait aussi en 1851 établi ce mode de formation de ces kystes, en montrant à la Société anatomique de ces petites tumeurs placées sur les restes du corps de Wolff (Bulletin de la Société anatomique, 1851).

Toutefois, dans tous ces travaux, celui de Cazeaux excepté, il n'était pas question de kystes assez volumineux pour réclamer une intervention chirurgicale. Les kystes étudiés jusqu'ici n'avaient aucune importance au point de vue clinique, « ils

« se rencontraient le plus souvent chez les nou« veau-nés et dans l'enfance, et se montraient re« lativement rares chez l'adulte, indiquant par cela « même leur tendance à la guérison spontanée ».

Bird (Medical Times and Gazette 1851) est un des premiers qui aient publié des observations de gros kystes du ligament large assez considérables pour être traités, et dont il étudia plus spécialement le contenu. Après lui, il se passe un temps assez long, surtout en France, sans que la question fasse de bien grands progrès. En 1864, Ordonnez (Herrera Vegas, thèse de Paris) fait l'anatomie pathologique d'un kyste trouvé sur le cadavre d'une femme de 60 ans, morte à la Salpétrière. En 1867, dans sa première édition du Traité des maladies de l'ovaire, Boinet classe les kystes paraovariques dans les kystes de l'ovaire à liquide séreux, très clair, limpide, et les nomme « *hydatiques* ». Pour lui, le diagnostic différentiel ne saurait en être fait a priori, puisque, même en 1877, dans la seconde édition de son livre, il écrit que les kystes des ligaments larges ne sont jamais assez gros pour être reconnus à travers les parois abdominales et qu'il ajoute qu'on a beaucoup exagéré l'importance de ces tumeurs. Tel n'est pas l'avis de Kœberlé, de Spencer Wells, de Spiegelberg, de Bantock et beaucoup d'autres, qui, en ayant observé un certain nombre de cas, cherchent à en assurer le diagnostic et la cure radicale.

C'est alors que M. Panas (Mémoires de l'Académie de médecine 1875 et Archives de Tocologie) communique à l'Académie de médecine une série de faits qui ne contribueront pas peu à mettre au grand jour l'histoire des kystes paraovariques. Aux observations de M. Panas viendront bientôt s'ajouter celles de M. Duplay, un des chirurgiens qui ont le plus étudié la question en France et qui a inspiré deux thèses, celle de Lesavre en 1879 et celle de Castaneda y Triana en 1882.

Les travaux s'accumulant alors en Angleterre, en Allemagne, en Amérique; cette question désormais à l'ordre du jour fait un pas rapide vers sa solution. Est-ce à dire qu'elle soit aujourd'hui parfaitement connue? Malheureusement, il reste encore bien des points à élucider, tant au point de vue de la pathogénie que du diagnostic et surtout du traitement.

A l'étude des kystes paraovariques, outre les noms déjà cités, il faut rattacher d'une façon toute spéciale ceux de M. Méhu (Archives générales de médecine, 1881), qui en a analysé minutieusement le contenu; de Malassez et de Sinéty, qui ont fait à leur sujet d'intéressantes études de pathogénie (Archives de Physiologie, 1878 à 1881). Lawson Tait, West, Mat. Duncan en Angleterre; Gusserow, Fischel, Schröder en Allemagne; Washington Atlee en Amérique, se sont aussi vivement préoccupés de ces kystes et ont publié, soit des observations, soit des travaux y ayant rapport.

Nous aurons, du reste, l'occasion d'en parler

dans le cours de ce travail et nous rapporterons plus loin le résultat de la pratique de la plupart de ces chirurgiens, en ce qui concerne le traitement de ces tumeurs.

DÉFINITION ET PATHOGÉNIE.

Les kystes paraovariques ou des ligaments larges sont : « Des kystes uniloculaires, situés au voisinage de l'ovaire, mais toujours indépendants de cet organe, et caractérisés : 1° par un liquide clair et limpide comme de l'eau de roche, d'une faible densité et contenant peu ou pas d'albumine; 2° par des parois minces, transparentes et peu vasculaires; 3° par leur bénignité et la facilité avec laquelle ils guérissent après une simple ponction ». Telle est la définition donnée par presque tous les auteurs de cette variété de tumeurs. Presque tous professent aussi l'opinion que ce sont des productions kystiques des tubes de Rosenmuller.

Sont-ce là cependant les seuls points d'origine des kystes du ligament large? Virchow n'hésite pas à admettre la production, dans ces replis, de kystes de nouvelle formation (Pathologie des tumeurs, traduction franç., t. I), s'appuyant pour cela sur ce fait, qu'on peut rencontrer ces tumeurs dans une région assez éloignée de ces restes de la vie embryonnaire.

M. Verneuil (loc. cit.) proteste contre cette manière de voir, et n'attribue aux kystes proprement dits qu'une seule et unique origine : l'élément glandulaire. « Jamais, dit-il, on ne rencontre de « kystes vrais dans les organes ou les régions dé« pourvus de glandes. Ainsi, chez l'homme, point « de glandes dans la fosse iliaque, point de kystes « vrais dans cette région. Mais l'organe séminal « et ses annexes représentent deux éléments sécré« teurs : les tubes séminifères et les vestiges du « corps de Wolff, situés au niveau de l'épidydime, « et l'anatomie pathologique, vérifiant merveilleu« sement l'a priori théorique, nous fait découvrir « dans une région circonscrite deux espèces de « kystes tout à fait différents : les grands et les « petits kystes du testicule. »

L'objection de Virchow n'est d'ailleurs pas fondée, puisqu'on trouve disséminés dans les ligaments larges, depuis l'ovaire jusqu'au voisinage de l'utérus, des tubes atrophiés autres que ceux dont est composé le corps de Rosenmuller.

Nous savons en effet que le corps de Wolff, divisé en deux parties, l'une supérieure génitale, l'autre inférieure urinaire, s'atrophie complètement chez la femme. La première portion, dont les canaux venaient jusqu'au contact du tissu conjonctif de l'ovaire, n'est plus représentée chez l'adulte que par une série de tubes atrophiés formant ce qu'on appelle le corps de Rosenmuller, et placé dans les ligaments larges auprès du bulbe ovarien. — La portion urinaire laisse, en s'atrophiant, un corps analogue à celui de Rosenmuller, mais placé dans la région moyenne ou interne du ligament large, vers le pédicule de l'ovaire ; *c'est le parovaire de His*. — « Toutes ces formations tubuleuses atro-« phiées sont, on le comprend, des plus favorables « aux altérations kystiques; et ce sont elles qui « sont presque toujours le point de départ des « formations kystiques du ligament large. » (Boinet et Ferrand.)

Le professeur de Berlin n'est pas le seul, du reste, qui attribue aux kystes du ligament large une autre origine que celle de la dilatation kystique des vestiges du corps de Wolff. — Spencer Wells, d'après Boinet et Ferrand, admettrait aussi que ces kystes peuvent avoir leur point de départ dans des ovules qui se sont égarés dans le tissu cellulaire que l'on rencontre au-dessous du hile de l'ovaire (1). C'est aussi l'opinion émise par Meadows à propos d'un cas observé par lui. (On the probable origin of certain forms of cystic diseases of the ovary. — Transactions of the obst. Society of London, t. XIV.)

De Sinéty (Traité pratique de gynécologie, 2e éd., p. 866) dit que dans les cas qu'il a eu l'occasion d'étudier, l'hypothèse de la dilatation kystique

(1) Cette opinion, attribuée à Sp. Wells, doit être rapportée à Bottein et à Richtie, cités par lui, dans son Traité des tumeurs de l'ovaire, p. 19.

d'un tube épithélial préexistant n'était guère admissible, et que le processus lui a paru ressembler à celui qu'il a décrit pour les épithéliomas mucoïdes (loco citato, p. 712). Pour cet auteur, les ovaires surnuméraires que l'on rencontre 4 à 5 fois sur 100 pourraient jouer aussi un rôle dans la formation des kystes du ligament large (2).

Boinet et Ferrand, d'un autre côté, écrivent dans l'article : Ovaire du Dictionnaire encyclopédique des sciences médicales (p. 91), les lignes suivantes : « Des ovules fécondés ou non peuvent tomber à « côté de la trompe dans la cavité abdominale, ce « qui donne lieu soit à la grossesse extra-utérine, « soit à l'hématocèle pelvienne, soit encore à un « kyste dont le point de départ est toujours l'ovaire, « bien que son siège soit dans la cavité péritonéale « du pelvis. — Cette pathogénie admise à titre « d'hypothèse par Boinet est acceptée au même « titre par Barnes ; mais elle aurait besoin d'une « démonstration plus directe pour être admise « sans conteste. Elle peut cependant s'appuyer « encore du fait de Gibier de Savigny (Bulletin de « la Société anatomique, 1881), où fut constatée « la présence d'un kyste du parovaire pédiculé et « mobile. »

Enfin, dans le British medical Journal du 31 janvier 1885, à propos d'une note publiée par le

(1) Cette proportion répondrait à celle des kystes paraovariques, qui est de 4 à 7 p. 100 kystes de l'ovaire.

Dr Th. Oliver, de Newcastle sur les kystes paraovariques, nous trouvons émise l'opinion : « Qu'il y aurait deux espèces de kystes du ligament large : 1° Les uns à parois minces, transparentes, à liquide, clair, limpide, se développeraient toujours dans le tissu cellulaire de ces replis péritonéaux et tout à fait indépendamment des corps de Rosenmuller, ou du moins se formeraient et s'accroisseraient aux dépens de la vésicule terminale du conduit horizontal de ces vestiges de la vie embryonnaire. — 2° Les autres, vrais kystes paraovariques, dus à la dilatation des tubes verticaux du parovaire, auraient les mêmes caractères cliniques et anatomiques des parois et du liquide, mais contiendraient à leur surface interne des excroissances papillaires. » — Nous n'avons pu rien trouver qui légitimât cette distinction à laquelle l'auteur fait jouer un rôle considérable dans le traitement et la récidive. Les faits observés par Fishel (Archiv. f. Gynæk., t. XV, p. 198), qui aurait aussi trouvé des productions papillaires et des prolongements épithéliaux glandulaires dans un kyste du ligament large, ne suffisent pas, il nous semble, à confirmer cette manière de voir.

En somme, le plus souvent les kystes paraovariques se développent dans les débris du corps de Wolff, selon le mode pathogénique indiqué par Broca, des kystes développés aux dépens d'une cavité préexistante, vestige d'un organe embryonnaire incomplètement atrophié; c'est là un fait que nul aujourd'hui ne songe à contester, et si parfois cette origine se montre insuffisante à expliquer la situation, les rapports, la structure de quelques tumeurs observées dans les ligaments larges, elle n'en demeure point la plus fréquente et la mieux démontrée.

Nous croyons, d'ailleurs, que c'est faute d'une définition absolument précise des kystes paraovariques que les auteurs ne sont point parvenus à s'entendre sur la pathogénie de ces tumeurs.

Spencer Wells, après avoir divisé les kystes nés des organes génitaux de la femme, en deux grandes classes : les *tumeurs ovariques* et les *tumeurs extra-ovariques*, subdivise ces dernières en :

(a.) *Kystes des ligaments larges* ou *des vésicules du corps de Wolff;*

(b.) *Kystes de la trompe de Fallope;*

(c.) *Kystes développés dans le tissu cellulaire sous-péritonéal de l'abdomen et du bassin;*

(d.) *Kystes développés aux dépens d'ovules aberrants.*

Pour lui donc, kystes du ligament large ou du corps de Wolff deviennent synonymes, et alors il est facile de comprendre qu'il n'admette qu'un seul mode pathogénique pour cette première catégorie de tumeurs et qu'il dise : « Les tumeurs « simples extra-ovariennes que l'on trouve dans le « ligament large sont d'habitude des kystes déve- « loppés aux dépens soit de tubes du corps de « Rosenmuller, soit des culs-de-sac terminaux du

« corps de Wolff. » (Sp. Wells. Traité des tumeurs de l'ovaire, trad. franç. de Rodet, p. 16.)

Boinet et Ferrand, au contraire, pensent qu'on doit ranger sous la dénomination de kystes paraovariques non seulement les productions kystiques des tubes de Rosenmuller, « *mais encore toutes « celles qui, n'ayant pas identiquement la même ori- « gine, ont cependant le même siège.* » — Ils les appellent encore extra-ovariques ou pseudo-ovariques. — Dès lors, ainsi que l'a fait observer M. Lucas-Championnière dans une discussion à la Société anatomique (Bulletin de la Soc. anat., 1875, p. 592), les kystes de l'organe de Rosenmuller ne constituent qu'une des variétés des kystes paraovariques. « On en a trouvé aussi, dit-il, dans « les bourses séreuses situées autour des annexes « de l'utérus, dans les bourses séreuses situées « dans le ligament large, dans le tissu conjonctif du « ligament large. Toutes ces variétés paraissent « avoir pour caractère fondamental de renfermer « un liquide clair et non filant, et c'est sur ce fait « que se sont appuyés Kis, Panas, etc., pour les « ranger sous le vocable de kystes paraovari- « ques (1).

En résumé, pour Bird, Sp. Wells et bon nombre d'autres, kystes des ligaments larges, kystes para-

(1) Nous verrons dans la suite que ce caractère même ne saurait suffir à distinguer les kystes paraovariques ainsi compris et que leur contenu peut varier.

ovariques signifient kystes des corps de Rosenmuller, kystes du parovaire. Pour Lucas-Championnière, Kis, etc., les kystes paraovariques semblent ne plus être seulement les kystes de Sp. Wells et de Bird, mais tous ceux dont les caractères sont identiques, y compris, par exemple, les kystes séreux extra-utérins de Huguier (2).

Pour Boinet et Ferrand enfin, ce sont encore les kystes que Sp. Wells range dans la catégorie des tumeurs dues à des ovules aberrants, dans celle des tumeurs développées dans le tissu cellulaire sous-péritonéal, pourvu qu'ils aient leur siège dans le ligament large.

Il s'agirait donc de s'entendre une fois pour toutes sur cette dénomination de *paraovariques;* car, selon qu'on accepte la définition de Sp. Wells ou celle de Boinet et Ferrand, il est aussi aisé de

(1) Il existe une autre forme de kystes simples extra-ovariens, décrits par Huguier sous le nom de « kystes séreux extra-utérins ». Leur siège de prédilection paraît être le tissu cellulaire qui unit le péritoine à l'utérus, et on les trouve principalement à la partie postérieure de cet organe. Ils atteignent quelquefois la grosseur d'une orange, mais la plupart du temps ils présentent un volume insignifiant. Leur attache à l'utérus présente une certaine étendue, relativement à leur faible dimension; mais parfois le kyste s'allonge, se pédiculise et devenant mobile, peut en imposer pour un kyste du ligament large ou de l'ovaire. Ils ne présentent aucun caractère qui puisse révéler leur origine, et toute leur symptomatologie se résume dans un léger trouble mécanique. (Sp. Wells.)

comprendre le mode pathogénique unique admis par le premier que ceux rapportés par les seconds.

Cette distinction est d'autant plus nécessaire que certains chirurgiens (Péan), se plaçant au même point de vue que Boinet et Ferrand, rapportent dans leurs statistiques, sous la dénomination de kystes du ligament large, toutes les tumeurs kystiques qu'ils ont trouvées ayant leur base d'implantation dans ces replis péritonéaux, et ces tumeurs ont été souvent loin d'avoir les mêmes caractères que ceux indiqués par Panas, Bird, etc.

Pour notre part, nous admettons volontiers que les ligaments larges pussent être le siège de tumeurs kystiques de différente nature et d'origine multiple, reconnaissant toutefois que l'espèce la plus fréquente est celle à liquide limpide non filant pour laquelle nous proposons de réserver, à l'exemple de Bantock, Bird, Duncan, Duplay, etc., le nom de PARAOVARIQUES, c'est-à-dire nés du parovaire ou du corps analogue qui a nom corps de Rosenmuller. — Ce sont les kystes *séreux* du ligament large.

ANATOMIE PATHOLOGIQUE.

Quoi qu'il en soit de l'origine de ces kystes, ils présentent des caractères anatomiques remarquables qui, bien que se confondant souvent avec ceux des kystes ovariques, n'en sont pas moins assez nets parfois pour permettre de distinguer facilement ces deux espèces de tumeurs abdominales.

Le VOLUME des kystes paraovariques est variable. Boinet (Traité des tumeurs de l'ovaire, 1867, p. 387) affirme qu'ils ne sont jamais assez volumineux pour être sentis à travers les parois abdominales ; on en a cependant constaté, et le fait n'est pas rare, qui dépassaient la grosseur d'un utérus au 9e mois, atteignaient celle d'une tête d'adulte (de Sinéty) et contenaient de 20 à 25 litres de liquide. — Spencer Wells (loc. cit., p. 18) a extirpé un kyste paraovarique dont la cavité insufflée avait un volume double de celui d'une tête d'adulte. En général ils sont beaucoup moins volumineux, et leur contenance moyenne est de 7 à 9 litres. Il est évident que nous ne voulons parler ici que des cas présentant un intérêt clinique et assez volumineux pour réclamer l'intervention chirurgicale.

La FORME de ces kystes est généralement arrondie. — Ils sont uniloculaires, et c'est là un point d'une importance clinique considérable qui a été professé par presque tous les auteurs. — Cette uniloculrité n'est cependant point anatomiquement exacte ; on trouve souvent sur certains points des parois de la poche principale de petites cavités secondaires (de Sinéty).

Castaneda y Triana (loc. cit. p. 23) rapporte qu'il a vu de la façon la plus nette un kyste pédiculé du ligament large, gros comme une noisette, portant près de son pédicule un petit kyste de la grosseur d'un pois. Il aspira le liquide du premier kyste très lentement avec une petite seringue, et sans exercer aucune violence, et le contenu du second kyste passa dans la seringue. Une injection colorée faite dans le grand kyste put passer immédiatement dans le petit. — Dans le musée de l'hôpital Saint-Georges, de Londres (série XIV, pièce n° 131), il a eu aussi l'occasion d'examiner un kyste du ligament large qui en porte un autre, gros comme une cerise, près de son pédicule. Enfin, les faits de Herrera Vegas (loc. cit.), de Winckler (Arch. f. Gynæk., t. XIII, p. 276), de Fischel (Arch. f. Gynæk., t. XV), celui de Troisier (Bulletin de la Société anat., 1873), permettent d'arriver à la même solution.

Nous ne saurions trop insister sur ce point, qui, à notre avis, peut servir à expliquer bien des récidives et exercer une influence considérable sur le pronostic et la méthode thérapeutique.

W. Atlee dit, d'autre part, avoir rencontré dans sa pratique deux cas de kystes paraovariques où la tumeur était formée de deux poches concentriques.

Autre question importante. Les kystes du ligament large sont SESSILES ou PÉDICULÉS. Le pédicule, généralement court et large, fait le plus souvent défaut, et c'est là une marque distinctive de ces tumeurs comparées à celles de l'ovaire ; cependant, on a vu des kystes à pédicule long et grêle. Kœberlé a même cité un cas de torsion du pédicule plusieurs fois sur lui-même, et ce fait n'est pas isolé dans l'histoire des kystes paraovariques.

Il nous reste maintenant, pour compléter l'étude anatomique de ces tumeurs, à en examiner la *structure* et les *rapports*.

Comme dans toutes les productions kystiques, nous étudierons successivement le *contenant* et le *contenu*, lesquels ont semblé offrir des caractères spéciaux qui ont été malheureusement retrouvés aussi dans les kystes de l'ovaire, établissant ainsi parfois une confusion regrettable.

Les PAROIS des kystes paraovariques, remarquables en général par leur minceur papyracée (Sp. Wells), peuvent cependant mesurer 4 à 5 millimètres d'épaisseur. — « C'est, le plus souvent, un « sac fibreux muni de quelques fibres musculaires « lisses, tapissé d'un épithélium simple, cylin- « drique, parfois vibratile ou même caliciforme et « formé de trois couches distinctes dans toute son « étendue, l'interne et l'externe fibreuses, la « moyenne constituée par du tissu conjonctif « lâche (Boinet et Ferrand). Ces parois diffèrent, « ajoutent ces auteurs, de celles des kystes ovari- « ques par l'absence de bourgeonnements épithé- « liaux et de poussées du tissu connectif que l'on « rencontre dans celles-ci. »

Nous avons pu voir que Fichel avait rencontré ces mêmes éléments dans les kystes paraovariques. Quant aux fibres musculaires lisses, qui étaient regardées comme caractéristiques des kystes du ligament large, on les rencontre aussi dans les tumeurs ovariennes (de Sinéty).

Au point de vue anatomique, la grande différence des kystes ovariques et des kystes paraovariques réside donc dans la transparence et la minceur des parois, en général peu vasculaires. De plus, elles sont lisses et non bosselées.

Le CONTENU offre un intérêt capital au point de vue du diagnostic et du pronostic. C'est en général un liquide *clair et limpide comme de l'eau de roche, d'une densité très légère, variant de* 1005 *à* 1007, *contenant peu ou pas d'albumine, jamais de paralbumine et beaucoup de chlorures.*

Th. Drysdale (On the granular cell found in ovarian fluid, Philadelphia, 1873, et chap. XXIV de l'ouvrage d'Atlee) a analysé des liquides extraits de kystes du ligament large et en a publié le résultat, dont voici le résumé :

Eau	990,3
Matières solides	4,7
Albumine....	0,5
Chlorure de sodium et de potassium...	2,3
Phosphate et sulfate de soude.........	0,7
Carbonate de soude..................	1,5

M. Méhu, pharmacien en chef de l'hôpital Necker, a très bien étudié aussi le contenu des kystes ovariques et classe les tumeurs dont nous parlons dans la catégorie des kystes à liquide incolore ou à peine laiteux, non filants, à peu près aussi fluides que de l'eau, d'une densité de 1006 à 1007 à la température de 15°, non albumineux, *d'une filtration facile*, ne laissant pas plus de 18 grammes de matières à la température de 100°. Il n'y a jamais rencontré de cholestérine (Arch. gén. de médecine, 1881).

Ces caractères n'ont cependant rien d'absolu et peuvent manquer ; c'est-à-dire que, comme le fait remarquer Lawson Tait, ce liquide n'est point toujours clair et limpide et peut se confondre avec les autres variétés de liquides kystiques (1). Il peut

(1) A propos de kystes paraovariques, je puis affirmer, d'après mon expérience personnelle, que ce qu'on a avancé de la limpidité toujours parfaite du liquide est une erreur. Le Dr M. Duncan dit, dans ses récentes *lectures* : « C'est « presque de l'eau pure contenant très peu d'albumine. Des « réactifs appropriés y démontrent la présence de chlorure « de sodium et de potassium. Dans le dépôt qui se forme, « on peut par occasion rencontrer des cellules épithéliales « cylindriques. » Il ajoute que « le liquide est d'une légère « densité, quoiqu'il l'ait vu consistant comme du miel et « grumeleux dans un cas où les granulations du liquide « avaient l'apparence de grains de café. »

Dans la grande majorité des cas de kystes paroavoriques que j'ai observés, le liquide a été épais jusqu'à la viscosité. Le Dr Munn (de Wolverhampton) donne la description des liquides tirés de deux cas de ma pratique, dont l'un était en masse épaisse, presque noire, avec une nuance verdâtre; la densité était de 1,024, et l'analyse quantitative a donné :

Eau	90,346
Matières organiques solides	8,736
Sels inorganiques	0,918

Les sels inorganiques se décomposaient en : chlorures,

en effet être plus ou moins coloré, prendre une teinte brune, jaune, rougeâtre. On y trouve, dans ce dernier cas, des globules sanguins en assez grande quantité. Il n'est pas rare d'y rencontrer des globules blancs, des granulations diverses, et même il n'est pas jusqu'aux cristaux de cholestérine qui ne s'y soient montrés (de Sinéty). Spiegelberg y a trouvé la paralbumine, dont l'absence paraissait être caractéristique de ces tumeurs (Arch. f. Gynæk., t. I); Noggërath (Americ. Journ. of obstetric., 1879) cite un cas où le kyste extirpé du ligament large contenait un liquide absolument analogue aux kystes ovariques. D'autre part, plusieurs observateurs, parmi lesquels Galabin (Trans. of the obstetr. Society of London, t. XXI), ont rencontré des tumeurs ovariques à liquide identique à celui des kystes des ligaments larges. Ce liquide même a été trouvé dans une des poches d'un kyste multiloculaire de l'ovaire, alors que les autres poches présentaient un contenu essentiellement différent.

En présence de ces faits, Castaneda y Triana, qui, à l'exemple de son maître M. le professeur Duplay, n'admet comme origine de ces kystes que

sulfates, phosphates, carbonates. On y trouva aussi du fer.
J'ai vu aussi dans ces kystes tous les éléments microscopiques regardés par les auteurs comme caractéristiques des kystes ovariques, et j'en ai conclu que nous n'avions aucun signe positif de diagnostic par le contenu. (Lawson Tait; The Lancet, 1880, t. I, p. 205.)

la dilatation des canaux de Rosenmuller, se demande comment concevoir que le même canalicule produise tantôt un kyste du ligament large, tantôt un autre de tous points semblable aux vrais kystes de l'ovaire. Cela, dit-il, ne peut s'expliquer qu'en admettant l'hypothèse émise par de Sinéty du développement de ces derniers kystes dans les ovaires surnuméraires observés par Beigel et Winckler.

La difficulté d'interprétation des faits provient encore ici de ce que l'on n'a voulu voir qu'une seule espèce de kystes du ligament large, ceux nés des vestiges du corps de Wolff. Ceux-là ont sans doute presque toujours le même contenu, à peu de différence près, tandis que les kystes dus aux autres modes de genèse rapportés par Boinet et Ferrand ne sont, en somme, que des kystes ovariques ayant leur base d'implantation dans le ligament large ou enclavés dans ses replis, et peuvent avoir des caractères identiques aux kystes de l'ovaire proprement dits.

En résumé, chaque fois que l'on aura affaire à un kyste à contenu limpide comme de l'eau de roche, d'une faible densité et non albumineux, on sera en droit de croire à un kyste paraovarique.

Rapports. — « Ces kystes sont peu adhérents aux « enveloppes adventices que leur forment les replis « des ligaments larges et les éléments cellulaires « et péritonéaux qui forment ces ligaments, aussi

« peut-on les énucléer facilement de leur loge en « laissant intacte la séreuse péritonéale. Un lacis « vasculaire assez fin les aborde par l'intermédiaire « du tissu cellulaire lâche dans lequel ils sont plon- « gés. L'ovaire et la trompe sont étalés à leur sur- « face sans leur adhérer intimement. » (Boinet et Ferrand.)

Castaneda y Triana insiste longuement sur les rapports des kystes paraovariques avec les organes voisins.

Nous reproduisons ici ce passage de sa thèse, qu'il est de toute importance de bien connaître si l'on veut aborder franchement l'énucléation de ces tumeurs : « Ces kystes, le plus souvent sessiles, se « développent, dit-il, entre les feuillets du liga- « ment large ; quand la tumeur a déplissé l'aileron « de la trompe, ses parois touchent le hile, et la « tumeur continuant à se développer, porte l'ovaire « sur un des côtés. Dans le cas de Ordonnez (thèse « de Herrera Vegas) et celui de Winckler, on voit « cette disposition. Parfois l'ovaire est séparé du « kyste par une étendue de 4 à 5 centimètres. « Dans le premier cas, l'ovaire est séparé de la « paroi externe du kyste par du tissu cellulo- « fibreux.

« Les rapports du kyste avec la trompe ont « été bien étudiés par Bantock (Transact. of the « obstetr. Society of London, t. XV). La tumeur « qui est née dans l'aileron de la trompe s'écarte « progressivement, arrive sur la trompe, l'englobe,

« et comme celle-ci va subir une distension con-« tinue par le développement successif du kyste, « elle s'allonge, s'hypertrophie et apparaît à la « manière d'une bride, tantôt sur la partie anté-« rieure, plus souvent en arrière de la tumeur. « Dans ces conditions, la trompe a mesuré parfois « jusqu'à 25 centimètres.

« Si le kyste se développe du côté de l'utérus, il « arrive à se mettre en contact avec cet organe, « l'immobilisant, disposition que Spencer Wells et « Olhausen ont utilisée pour le diagnostic. Dans « des cas plus rares, la tumeur se dirigeant en ar-« rière et décollant le péritoine, est venue se mettre « immédiatement en contact avec l'S iliaque, com-« pliquant l'extirpation qui, dans un cas, fut im-« possible, ou par contre, se dirigeant en avant, « arrive sur la paroi abdominale, devenant, de ce « chef, extrapéritonéal en quelque sorte. Meredith « publie un cas pareil, opéré par Thornton (The « Lancet, 1880, t. II).

« Les intestins sont ici, comme dans le cas de « kystes ovariques, repoussés sur les côtés et en « arrière.

« L'uretère du côté affecté est parfois compris « dans l'épaisseur de la paroi du kyste, vers la « base d'implantation. Une portion de l'S iliaque, « à gauche ; l'appendice vermiculaire et le « cœcum à droite, les recouvrent parfois plus « ou moins. Dans un autre cas, le kyste, situé à « droite, était muni de deux prolongements tu-« buleux en forme de cul-de-sac, dont l'un remon-

« tait sous le cœcum, où sa paroi très mince « paraissait se confondre avec le tissu connectif « voisin. » (Kœberlé, Dict. de méd. et de chir. prat., art. Ovaire, p. 538.)

L'ovaire a été trouvé, dans plusieurs cas, altéré, parfois hypertrophié (Roberts); parfois, au contraire, atrophié. Lucas-Championnière pense que presque toujours il est atteint et doit être enlevé, si l'on fait l'extirpation du kyste (Journ. de méd. et de chir. prat., 1883). Souvent il est le siège de petites productions kystiques, comme dans un cas de M. Polaillon. (Société de chirurgie, 29 avril 1885.)

On peut enfin rencontrer des kystes du ligament large simultanément des deux côtés (Kœberlé).

ÉTIOLOGIE.

Les kystes du ligament large se développent de préférence chez les jeunes femmes encore dans la phase d'activité génitale; on en a cependant observé chez des femmes d'un âge avancé (Ordonnez, Schatz, Terrillon). Le plus souvent, c'est de 20 à 50 ans que l'on rencontre ces tumeurs ; la malade la moins âgée était celle de M. Kœberlé, qui n'avait que 15 ans.

Ces kystes, moins fréquents que ceux de l'ovaire, sont à ceux-ci dans la proportion de 4 à 7 0/0 (Lesavre). Toutefois, on ne saurait affirmer l'exactitude de ces chiffres, dit Olshausen, car il est évident que maintes fois les kystes des ligaments larges ont été décrits comme des kystes uniloculaires de l'ovaire, alors qu'on ne connaissait pas bien ces grosses tumeurs extraovariques et qu'on les croyait excessivement rares.

Ni la grossesse, ni les fonctions sexuelles ne paraissent avoir une influence marquée sur leur développement.

Follin a bien trouvé que chez les femmes mortes en couches l'organe de Rosenmuller est rouge, tuméfié, qu'il participe au travail de développement de l'utérus; mais une bonne moitié des kystes se rencontrent chez des femmes n'ayant jamais eu d'enfants.

MM. Verneuil et Huguier ont vu, dans les ligaments larges qui portaient de ces kystes, des traces de phlegmasie ancienne ou récente, mais Castaneda dit avoir fréquemment rencontré de ces tumeurs dans des ligaments larges tout à fait indemnes. Il aurait cependant vu, chez une femme de 46 ans, morte de cancer du foie, et qui portait deux petits kystes des ligaments larges, les plexus veineux de ces organes considérablement dilatés.

SYMPTÔMES ET DIAGNOSTIC.

Nous n'entreprendrons point ici de faire le diagnostic différentiel de ces kystes d'avec toutes les tumeurs abdominales. Des notions très précises et très étendues à cet égard ont été données par les auteurs qui se sont occupés de cette question (Kœberlé, de Sinéty, Boinet, Sp. Wells, etc.). Nous nous attacherons plutôt à bien montrer les caractères qui peuvent séparer nettement les tumeurs paraovariques des kystes uniloculaires de l'ovaire, avec lesquels ils présentent un certain nombre de signes communs et avec lesquels il est par suite très facile de les confondre.

La fluctuation très marquée, facile à percevoir; la délimitation très nette de la tumeur, la rénittence partout égale du ventre, ne permettent évidemment pas à priori de différencier ces deux sortes de kystes. Il est rare cependant que dans le kyste de l'ovaire il y ait une fluctuation aussi générale et aussi nette que dans le cas de kyste paraovarique. Dans le dernier, le flot est très distinct et est senti à la moindre *pichenette*, comme s'il était immédiatement sous le doigt. Il y a eu des cas toutefois où la grande distension de la tumeur a rendu la fluctuation obscure (Boinet et Grellet de Giromagny). En général ils ne sont pas si remplis, ce qui même leur avait valu, de la part de Delpech, le nom de *flasques*.

Mais la forme du ventre, plus régulièrement arrondie sur les côtés, ayant parfois une singulière apparence carrée (a peculiar square appearence); (Th. Oliver, British medic. journ., 31 janv. 1885), dans les kystes paraovariques, plus conique dans ceux de l'ovaire, la paroi lisse de la tumeur dans les premiers, souvent bosselée dans les seconds, l'absence de douleur, symptôme pré-

coce des tumeurs ovariques; les troubles fonctionnels à peine accusés, une santé générale restée très bonne, malgré un développement parfois considérable de la tumeur, sont autant de signes d'une valeur incontestable qui font songer de suite à un kyste du ligament large. En effet, ici, jamais ce facies ovarique si magistralement décrit par Spencer Wells, presque jamais de douleur. « La pré-
« sence du kyste depuis le commencement jusqu'à
« la fin n'est jamais accompagnée d'aucune souf-
« france, d'aucun malaise sérieux après les repas.
« Pas de fièvre. La malade en un mot ne se plaint
« jamais et n'est amenée à réclamer l'intervention
« que par la gêne causée par le volume et le poids
« de la tumeur. » (Th. Oliver). Il n'en est pas malheureusement toujours ainsi. Dans quelques cas, rares du reste, le début a été accompagné de douleurs, et le développement rapide de la tumeur a causé des accidents sérieux de compression. Dans deux cas de M. Lucas-Championnière, la douleur assez considérable qui accompagnait l'augmentation de volume du kyste n'a disparu qu'après la ponction. En général, cependant, pas de douleurs, pas de malaise, état général excellent. La menstruation reste toujours régulière, les veines abdominales ne sont point dilatées comme dans les kystes ovariques. Il n'y a presque jamais d'œdème des membres inférieurs.

D'autre part, le toucher vaginal, soit seul, soit combiné avec le palper, soit avec le toucher rectal, donne des renseignements précieux pour le diagnostic. L'utérus, généralement immobilisé ou peu mobile, est souvent en antéversion, parfois porté en haut et en arrière. La tumeur qui lui est accolée fait une saillie considérable dans le vagin et semble placée très bas dans le petit bassin. Mais il peut se faire que le résultat de l'examen par le vagin soit négatif, lorsque le kyste a un long pédicule. Gusserow est arrivé, dans un cas de ce genre, à sentir, par le toucher recto-vaginal, les deux ovaires sains et à diagnostiquer un kyste du ligament large.

C'est surtout dans la nature du contenu qu'on a cherché le meilleur moyen de diagnostic. La présence d'un liquide clair, limpide comme de l'eau, d'une faible densité, non albumineux, sera une grande présomption en faveur d'un kyste paraovarique. Ce n'est toutefois pas un signe de certitude absolue, puisque ce liquide a été rencontré dans les kystes ovariques proprement dits. D'autre part, ces mêmes kystes du ligament large peuvent contenir un liquide visqueux, coloré, et alors on a cherché à résoudre la question par l'examen microscopique. Mais ici encore point de signes certains, puisque dans des cas de kystes paraovariques, comme dans celui de kystes ovariques, on a rencontré les mêmes éléments : cellules à cils vibratiles, cellules caliciformes regardées par M. Duplay comme un élément important de différenciation, globules sanguins, granulations et même cristaux de cholestérine.

Le Dr Lawson Tait a fait faire par le Dr Munn de Wolverhampton des recherches à l'effet de savoir si, au moyen du spectroscope, on ne pourrait pas arriver à différencier les liquides des kystes paraovariques de ceux des kystes ovariques. Le résultat a été négatif et l'espérance que Tudichum avait fait concevoir de la valeur diagnostique de la présence ou de l'absence de la bande d'absorption de la lutéine dans ces liquides n'a pas été réalisée.

En somme, nous estimons avec de Sinéty, Lawson Tait, Spiegelberg, que le diagnostic entre les productions kystiques de l'ovaire et celles du ligament large n'est pas aussi facile qu'on pourrait le croire d'après certains auteurs. Quelques-uns des caractères que nous avons examinés sont des signes de probabilité plus ou moins grande, mais aucun d'eux n'est absolument pathognomonique, et un diagnostic certain paraît impossible à établir dans l'état actuel de nos connaissances.

C'est aussi l'opinion de Th. Oliver (loco citato), qui dit ceci : « En présence d'une hydropisie en-« kystée de l'abdomen, ayant la localisation d'un « kyste de l'ovaire et ne donnant lieu à aucun « symptôme, si le toucher vaginal donne un résul-« tat négatif et si, d'un autre côté, la malade est « jeune et en parfaite santé, j'avoue que j'hésite-« rais fort à me prononcer. »

La ponction serait, au dire de beaucoup d'auteurs, la seule pierre de touche dans ce cas. Après l'évacuation du liquide d'un kyste paraovarique celui-ci ne se reproduit plus. Nous verrons plus loin que penser de ce signe, quand nous étudierons le traitement.

En résumé, chaque fois qu'un kyste uniloculaire développé lentement sera trouvé chez une femme jeune, bien portante; que le liquide obtenu par la ponction sera clair, limpide, non filant, on aura le droit de croire à un kyste paraovarique, mais rien ne pourra démontrer l'exactitude absolue du diagnostic.

PRONOSTIC.

Il ressort à priori des données précédentes que le pronostic de cette affection est relativement bénin. Développement lent, pas de troubles fonctionnels, état général excellent, sont autant de signes très favorables, et, ainsi que le fait remarquer Lawson Tait, « les kystes paraovariques ne don- « nent jamais naissance à des symptômes graves, « à des symptômes d'urgence. C'est une maladie « comparativement heureuse ». Le pronostic bénéficie encore de ce fait qu'après une ponction, la maladie peut ne pas se reproduire, ou de ce que, même en cas de récidive, l'absence d'adhérences rend l'énucléation de la tumeur facile. « Tandis que les autres liquides, dit M. Méhu, se reproduisent avec une rapidité plus ou moins grande, ceux-là (liquides clairs, non albumineux) ne se reproduisent pas ou ne se reproduisent qu'exceptionnellement, à de longs intervalles. L'incoloréité n'est pas une condition absolument nécessaire de la non reproduction de ces liquides. On conçoit, en effet, que de minimes traces de sang accidentellement épanché par le fait de la ponction pourraient colorer le liquide sans que le pronostic devînt fâcheux. »

Les complications très rares qui peuvent assombrir le pronostic consistent en la rupture des parois du kyste et l'épanchement du liquide dans la cavité péritonéale. M. Nepveu a démontré que c'était là un accident relativement peu grave et dans lequel les cas de guérison abondaient (Annales de Gynécologie, juillet 1875). Gairdner (British medical Journal 1876) cite aussi un cas de guérison après rupture, et nous trouvons dans Spencer Wells (Traité des tumeurs de l'ovaire, p. 177) une observation qui prête à la même interprétation.

Plus grave est la torsion du pédicule et la gangrène consécutive de la tumeur, mais plus rare aussi est cette complication dont Lawson Tait cite un cas intéressant qui fut suivi de guérison, la tumeur ayant été enlevée et les accidents s'étant immédiatement arrêtés (The Lancet 1876, t. I).

Enfin, il est des cas où les rapports et la situation de la tumeur en rendent l'extirpation difficile sinon impossible, et le pronostic devient alors plus grave.

DEUXIÈME PARTIE

Du traitement.

Les kystes paraovariques ayant été longtemps confondus avec les kystes ovariques simples, à contenu séreux, ont été justiciables des mêmes méthodes thérapeutiques. On a donc essayé contre eux et le traitement médical et le traitement chirurgical.

TRAITEMENT MÉDICAL.

Nous ne nous attarderons pas à discuter la valeur du traitement médical, resté jusqu'ici impuissant, et auquel on ne saurait attribuer un seul cas de guérison. Après avoir examiné toutes les observations rapportées par les auteurs qui se sont servis de cette méthode thérapeutique, et après avoir étudié même les cas de guérison plus ou moins authentiques publiés par eux, nous répéterons avec Baker Brown, Boinet et Nélaton, que « le traite-« ment médical, consistant le plus souvent en pré-

« parations iodées ou mercurielles, en évacuants « ou diurétiques, employés, soit à l'intérieur, soit « à l'extérieur, ne mérite aucune confiance, que « ces préparations ne font qu'aggraver la position « du malade en agissant comme débilitants, lors- « que l'usage en est prolongé pendant longtemps. »

TRAITEMENT CHIRURGICAL.

Le traitement chirurgical, le seul actif, doit se proposer deux buts : 1° de faire cesser les accidents causés par l'accroissement plus ou moins rapide de la tumeur et de soulager les symptômes les plus gênants ; ce n'est alors qu'une mesure palliative ; 2° d'obtenir la guérison définitive et radicale du kyste.

Le traitement palliatif consiste généralement à évacuer le contenu de la tumeur et à faire ainsi cesser, en la vidant, les phénomènes de compression et les accidents qui en dépendent. Cette évacuation se fait au moyen de *la ponction*.

Les premiers chirurgiens qui eurent l'occasion de s'en servir dans les kystes paraovariques obtinrent de tels résultats qu'ils jugèrent ce procédé non seulement *palliatif*, mais encore CURATIF. Ils avaient remarqué, en effet, qu'à la suite d'une première évacuation, le plus souvent le liquide ne se reproduisait plus ou mettait si longtemps à se reproduire, que l'on pouvait considérer le résultat comme une guérison. Parfois il avait bien fallu faire une seconde et même une troisième ponction, mais presque toujours la tumeur avait disparu, sans qu'on eût besoin de recourir à des moyens plus énergiques.

La constatation des cas de récidive, si peu nombreux qu'ils fussent, devait toutefois suggérer aux esprits avides de progrès, l'idée de trouver un procédé qui permît de guérir l'affection du premier coup. Quelques praticiens pensèrent alors que, si après la ponction on comprimait méthodiquement l'abdomen, on pourrait empêcher le liquide de se renouveler.

Malheureusement ces kystes ne guérissent pas par l'adhérence de leur surface interne. Si bien faite que fût la compression, elle ne pouvait empêcher l'épithélium de sécréter du liquide, et la récidive de se produire. On songea alors à détruire cet épithélium : de là l'usage des injections détersives et irritantes, surtout des *injections iodées*, si fortement préconisées par Boinet, mais que la plupart des chirurgiens n'admettent qu'avec une extrême réserve, leur préférant l'EXTIRPATION de la tumeur, que l'absence d'adhérences rend en général assez facile.

Ici cependant surgissait une difficulté nouvelle. Nous savons qu'une des caractéristiques du kyste paraovarique c'est d'être rarement pédiculé. Le kyste sessile, se trouve alors engagé dans les feuillets du ligament large, et a parfois contracté des rapports tels que l'énucléation en devient très difficile, parfois impossible. Bon nombre de chirurgiens se sont vus obligés de modifier le manuel opératoire dans le cours de l'opération, et aussi quelquefois de laisser l'opération inachevée. On a proposé alors d'exciser une partie des parois du kyste et d'abandonner le reste, après avoir suturé la paroi abdominale, ou d'en faire le drainage.

Ce sont là les principales méthodes suivies par les chirurgiens contemporains; mais ce ne sont pas les seules qui aient été employées, et nous devons, pour être complet, mentionner : la compression seule, qui a été l'objet de différentes tentatives de la part de quelques praticiens; l'aspiration continue; la formation d'une ouverture permanente intra-péritonéale dans la paroi du kyste; le drainage; l'excision; la cautérisation et la suppuration, à laquelle M. Péan a eu recours dans bon nombre de ses cas de kystes du ligament large. Ces procédés n'ont pas grande valeur pratique, comme on pourra le voir dans les auteurs qui en ont parlé longuement (Boinet, Spencer Wells, etc.).

En résumé, le traitement chirurgical des kystes paraovariques comprend :

1° *La ponction*, soit simple, soit répétée, soit suivie de compression ou d'injection iodée.

2° *L'extirpation* de la tumeur complète ou incomplète.

COMPRESSION.

Un certain nombre de médecins ont pensé que la compression et le massage pourraient guérir les kystes de l'ovaire. Hamilton conseille fort ce procédé (Pratic. Observat. on Midwif., 2e édit., Edinburgh, 1840). Gendrin (Gaz. des hôp., 1840, n° 44), et J. Morlay (The Lancet, 1855, p. 33) ont chacun rapporté un cas de guérison par bandages appliqués autour de l'abdomen. Nous ne pensons pas qu'on doive avoir grande confiance aux résultats de cette méthode thérapeutique. Isaak Brown, du reste, dit avoir toujours échoué par la compression seule et n'avoir eu des succès qu'en y ajoutant la ponction et des remèdes variés (Scanzoni, The Lancet, 1854, et On diseases of Women, 1854).

PONCTION.

Il n'en est plus de même de la ponction. Si jamais procédé opératoire a été vanté dans le traitement d'une affection, c'est bien celui qui consiste à évacuer le liquide des kystes paraovariques et à abandonner ensuite la tumeur à elle-même, si le liquide retiré est clair, limpide, non albumineux et d'une légère densité.

Bird est un des premiers qui ait formulé ce traitement. « *La marche de ces kystes,* dit-il, *ne justifie*

« *pas l'ovariotomie et il n'est pas toujours nécessaire* « *de répéter la ponction.* » A l'appui de cette assertion, il cite quatre cas dans lesquels la guérison a eu lieu trois fois après la première ponction et la quatrième fois la récidive ne s'est faite qu'au bout de six ans.

Observation I.

Kyste paraovarique. — Ponction. — Guérison.

Bird (Medic. Times and Gaz., 1851, p. 61, cas II).

M..., âgée de 50 ans. Abdomen distendu, depuis six ans, par une tumeur à fluctuation très nette. Ponction donne issue à de nombreuses pintes d'un liquide clair, non albumineux, transparent, d'une faible densité.

Ponction il y a cinq ans. Le liquide ne s'est pas reproduit.

Observation II.

(Du même auteur, cas III.)

X..., âgée de 30 ans. Début de l'affection, deux ans. Ponction donnant 17 pintes (8 litres) d'un liquide clair transparent.

Dix-huit mois depuis la ponction, pas de récidive.

Observation III.

(Du même auteur, cas IV.)

X..., âgée de 20 ans. Début de la tumeur, un peu moins de deux ans. Certaines particularités font croire que le liquide s'est formé dans le ligament large.

Ponction (liquide clair, transparent), il y a sept mois. Le liquide ne s'est pas reproduit.

Dans ces trois faits, la malade, revue au bout d'un *temps assez long*, ne présentait pas de récidive; l'opinion de Bird semble donc être parfaitement justifiée, d'autant plus que dans le quatrième cas, que nous reproduisons plus loin, la récidive s'est fait attendre six ans.

Washington Atlee est aussi d'avis que les kystes paraovariques guérissent presque toujours par la ponction. Il a publié, dans son Traité des tumeurs de l'ovaire, six observations dans lesquelles les malades furent traitées par ce procédé; trois fois la guérison suivit immédiatement la première ponction. Malheureusement, Washington Atlee ne cite aucune date à l'appui et rien n'indique que les malades aient été revues depuis. Voici, d'ailleurs, ces observations :

Observation IV (résumée).

Kyste ovarique reconnu par la ponction.— Guérison.

Par W. Atlee (Traité des tumeurs de l'ovaire, p. 107, cas XXXI.)

Mme S. A. M., âgée de 39 ans. Début de l'affection, neuf ans. Ponction donne issue à 35 pintes (17 litres) de liquide limpide. La guérison s'est maintenue. (On a fait un traitement médical.)

Observation V.

(Du même auteur, cas XXXII).

Mme S..., âgée de 30 ans. Ponction en août 1850. 27 litres de liquide clair. Guérison. Le début de l'affection remontait à onze ans.

OBSERVATION VI.

(Du même auteur, cas CXLIV).

Mme W..., âgé de 30 ans. Ponction en mai 1872. 33 pintes de liquide clair, 0,5 albumine. Guérison.

Charles Clay, d'après Gusserow, sur 40 cas traités par la ponction, n'aurait vu le liquide se reproduire que dans 6 d'entre eux.

Spencer Wells, Mat. Duncan, Winckel, Gusserow, Angus Macdonald, à l'étranger; MM. Panas, Duplay, Boinet et de Sinéty, en France, conseillent aussi la ponction sans restriction, et il n'y a qu'à parcourir tout ce que ces auteurs ont écrit à ce sujet pour se convaincre qu'ils regardent ces kystes comme devant presque toujours guérir par ce procédé thérapeutique.

Spencer Wells, dans son Traité des tumeurs de l'ovaire (trad. française de Rodet, p. 178), après avoir cité plusieurs cas de guérison par la ponction, que nous reproduisons plus loin, ajoute : « Si l'on « examine ces observations, on verra que je suis « complètement d'accord avec les conclusions de « M. Méhu et que, malgré quelques cas exception- « nels, c'est seulement dans le cas de kyste simple, « probablement du ligament large, ou extrapéri- « tonéal, où le liquide est clair et non albumineux, « qu'on est en droit d'espérer que le liquide ne se

« reproduira plus après la ponction. » Et plus loin, il dit encore : « *Dans le cas de kyste simple ovarien* « *ou extraovarien, il faut avoir recours à la ponction* « *avant de faire courir à la malade de plus grands ris-* « *ques.* » Ces réflexions lui avaient été suggérées par les cas suivants :

Observation VII.

Sp. Wells (Traité des tumeurs de l'ovaire, p. 176.)

Au mois de juillet 1866, une servante, âgée de 30 ans, célibataire, entre à Samaritan Hospital. L'abdomen était tellement distendu par un kyste uniloculaire que le cartilage ensiforme était repoussé en avant. Je me décidai à faire la ponction, en me réservant de pratiquer l'ovariotomie si le liquide était visqueux ou si je trouvais des kystes secondaires, et, au contraire, de m'en tenir là si le liquide était limpide. Je ne fis qu'une seule ponction, et, peu de temps après, cette femme put retourner à Liverpool, où elle reprit ses occupations. Environ trois ans après, elle se portait encore très bien. La personne qui m'avait adressé cette femme m'écrivit ensuite « qu'elle est morte à Manchester. « Je ne me souviens pas de ce qu'elle éprouva; mais je « suis certain qu'il n'y avait rien de commun avec son « affection ovarienne. »

Observation VIII.

(Du même auteur, p. 176, loc. citat.)

Au mois d'avril 1865, une jeune fille de 20 ans vint me consulter. Tout l'abdomen était distendu par un kyste simple, dont le début remontait à onze mois.

Les organes thoraciques commençaient à manifester des

symptômes de compression; aussi, mon avis fut-il qu'il fallait faire la ponction immédiate, en insinuant que peut-être nous avions affaire à un de ces cas rares où la ponction, non seulement soulage, mais encore guérit.

Je retirai 7 litres de liquide légèrement verdâtre, mais très limpide. J'en fis conserver 120 grammes dans une bouteille, afin de l'examiner, et, quand on enleva le bouchon, il se fit un dégagement de bulles d'acide carbonique, comme de l'eau de seltz. La réaction était alcaline. Soumis à l'ébullition dans un tube à essai, il ne se faisait aucune modification tant qu'on n'y ajoutait pas de l'acide nitrique; mais alors apparaissait un précipité blanc, en même temps qu'une vive effervescence se manifestait. Le précipité avait une légère teinte verdâtre, et le reste du liquide était tout à fait incolore. L'examen microscopique ne fit rien découvrir. Il est probable que la substance alcaline dominante était le carbonate de soude; car, en versant une petite quantité de liquide dans la lampe à alcool, la flamme de ce dernier se colorait en jaune.

La patiente retourna chez elle au bout de neuf jours, et se porta bien pendant six mois. Son médecin m'apprit qu'à la fin d'une période menstruelle étaient apparus des symptômes de péritonite, qui avaient cédé, au bout de deux jours, à du calomel et de l'opium. En dehors de cela, sa santé fut excellente, et le liquide ne s'est pas reproduit depuis la ponction. J'ai eu des nouvelles de cette malade en 1872 : elle allait très bien.

« J'ai pris ces observations, dit Spencer Wells, « parmi les premières qui me sont tombées sous la « la main, mais j'ai observé des cas plus récents où « des kystes simples, après avoir été vidés, n'ont « pas donné de signes de reproduction et où la « patiente a recouvré la santé, qui s'est toujours

« maintenue depuis. *Une fois, je ponctionnai une « malade la veille de son mariage, elle devint de suite « enceinte et eut plusieurs enfants sans que le kyste « ait paru se reformer*. Peut-être la compression de « l'utérus gravide a-t-elle mis obstacle à la repro- « duction du kyste. »

Mat. Duncan écrit à Castaneda y Triana : « La « ponction suffit, le kyste se ratatine et le liquide « ne se renouvelle pas. On doit faire la paraova- « riotomie seulement dans le cas où le liquide se « renouvelle : *Paraovariotomy it refills and refills.* » Puis il ajoute : « On ferait aussi la paraovariotomie « si le kyste du ligament large faisait partie d'un « kystome multiloculaire de l'ovaire. » Mat. Duncan cite un cas de guérison après ponction :

Observation IX.

Mat. Duncan (Clinical lectures on diseases of Women).

Mme M..., âgée de 39 ans, mariée, a eu sept enfants et fait trois fausses couches. Sa dernière grossesse a eu lieu il y a cinq ans, et s'est terminée par une application de forceps. Trois semaines après, elle remarqua que son ventre n'avait pas diminué, et pendant deux ans il continua, au contraire, à augmenter. Depuis, son état a été stationnaire. L'abdomen est très large, etc.

Une ponction donne issue à 15 litres de liquide clair, limpide. Guérison.

Cette observation, qui a été le sujet d'une conférence clinique de M. Duncan, manque des détails nécessaires pour la juger à sa juste valeur, aucune date n'étant donnée pour indiquer le temps qui s'est écoulé depuis la ponction jusqu'à la guérison annoncée.

L'opinion d'Angus Macdonald est encore plus formelle : « En thèse générale, dit-il, dans les « kystes du ligament large, on ne doit pas faire « l'ovariotomie tant que la ponction est restée sans « effet sur la tumeur. Un nombre considérable de « ces kystes ne se reproduisent pas après la ponc- « tion ; j'ai dans mes cartons des cas à l'appui. Je « fais la ponction aspiratrice en m'entourant des « précautions antiseptiques. »

Nous avons trouvé deux observations d'Angus Macdonald publiées dans l'Edinburgh medical Journal. Dans un cas, il a fait l'ablation d'emblée de la tumeur ; dans l'autre, il a extirpé un kyste qui avait récidivé après la ponction. Il est à regretter qu'il n'ait pas publié aussi les faits sur lesquels il base son opinion.

Le professeur Winckel, de Dresde, croit aussi que l'on doit faire la ponction de ces kystes, et son avis est partagé par le professeur Gusserow, de Berlin, quoique ce dernier ait publié une observation de récidive à la suite de laquelle il avait dû faire l'extirpation de la tumeur.

M. Kœberlé, un de ceux qui n'ont jamais recours à la ponction et fait toujours l'ablation d'emblée, dit : « La guérison après ponction a été assez fré- « quemment obtenue dans le cas de kystes paraova- « riques dont le contenu est très fluide et incolore

« comme de l'eau pure. Le liquide s'accumule alors « très lentement, quelquefois seulement au bout « de quelques années, même il peut cesser de se « produire, tantôt dès la première, tantôt à la suite « de deux ou plusieurs ponctions. » Il est vrai d'ajouter que quelques pages auparavant il disait : « Après une ponction, le liquide se reproduit d'une « manière très lente, quelquefois d'une manière « rapide. » (Art. Ovaire, du Dict. de méd. et chir. pratiques.)

M. le professeur Panas, qui a publié cinq cas de guérison après ponction, et M. le professeur Duplay, qui en a observé une dizaine, viennent appuyer de leur autorité l'opinion des chirurgiens anglais et allemands cités plus haut. M. Duplay achevait une clinique sur ces kystes par ces mots : « Tandis que les kystes ovariques véritables ne « sont guère justiciables que de l'ovariotomie, les « kystes paraovariques, au contraire, guérissent « par la ponction. C'est donc à ce traitement « très simple que vous devrez avoir recours dans « tous les cas de ce genre. C'est de cette façon « qu'on peut assurer aux malades une guérison « complète et durable sans leur faire courir les « chances toujours hasardeuses de l'ovariotomie. » (Progrès médical, janvier 1879.)

MM. Duplay et Panas basaient leur conviction sur une série de faits publiés dans les Archives de Tocologie (1875), ou rapportés dans les thèses de

Lesavre et de Castaneda. Nous en donnons ici un bref résumé :

OBSERVATION X.

(M. Panas, Archives de tocologie, 1875, cas I.)

Femme de 35 ans. Début de l'affection, deux ans. Ponction. Issue de 9 litres de liquide clair, limpide. Pas d'albumine. Quinze jours après, la malade sort. Deux ans après, elle écrit de la Russie qu'elle est définitivement débarrassée de son kyste.

OBSERVATION XI.

(Du même auteur, cas II.)

Femme de 35 ans. Ponctionnée, en 1872, à St-Louis, pour une tumeur ovarienne. Issue de 7 litres de liquide clair. Huit mois après, la malade devient enceinte, le kyste n'a pas reparu.

Cette malade présente cette particularité qu'elle avait été déjà ponctionnée par M. Trélat, à la Pitié, deux ans auparavant. D'après les renseignements fournis par elle, il serait sorti de la tumeur un liquide jaune et on aurait fait une injection iodée. M. Panas conclut toutefois à une nouvelle tumeur différente de la première, qui devait être un kyste ovarique proprement dit. Nous ne saurions nous prononcer en l'absence de détails précis.

OBSERVATION XII.

(Du même auteur, cas III.)

Femme de 37 ans. Début de l'affection, six mois. Le

12 mars, ponction. Issue de 12 litres de liquide, contenant de l'albumine dissoute en petite quantité. La canule s'étant retirée brusquement, il reste environ dans la tumeur 500 grammes de liquide. Le 9 mai, c'est-à-dire deux mois après, on ne sent plus rien dans l'abdomen.

Observation XIII.

(Du même auteur, cas IV.)

Femme de 24 ans. Entre le 23 août 1874, à Lariboisière. Tumeur abdominale, dont le début remonte à deux ans. Le 24 août, ponction. Issue de 9 litres 1/4 de liquide clair limpide, pauvre en albumine. Malade quitte l'hôpital le 31. Revue les 12 et 24 septembre et 15 octobre. Tumeur n'a pas reparu.

Observation XIV.

(Du même auteur, cas V.)

Femme de 34 ans. Début, dix-huit mois. Ponction. Issue de 4 litres d'un liquide brunâtre. Albumine en assez grande quantité. Deux mois après, Boinet et Nélaton affirment la guérion qui, deux ans et demi après, se maintenait.

Observation XV.

(M. Duplay, rapportée dans thèse Lesavre, 1879, Paris.)

Mme M..., âgée de 32 ans. Début de l'affection, six ans. Ponction, le 25 mai 1878, à l'aide de l'aspirateur Potain. Issue de 11 litres 350 grammes d'un liquide transparent non visqueux. Dens., 1,012. Traces d'albumine. Métalbumine, 4,324.

La malade quitte l'hôpital au bout d'un mois. Sept mois plus tard, il n'y avait pas de récidive de la tumeur.

Observation XVI.

(M. Duplay, rapportée par Lesavre, thèse Paris, 1879.)

Mme Camus, 28 ans, entre à St-Louis, le 14 novembre 1878. Début de l'affection, il y a quatre ans environ. Depuis un an, état sensiblement stationnaire. Santé excellente. Le 23 novembre, ponction à l'aide de l'aspirateur Potain. Issue de 11 litres de liquide clair, limpide, transparent comme de l'eau de roche, ne contenant pas d'albumine coagulable. La malade sort le 26 décembre.

Observation XVII.

(Du même auteur, rapportée dans th. Castaneda y Triana. Paris, 1882).

Mme B..., âgée de 29 ans. Début de l'affection, cinq ans. Le ventre a beaucoup augmenté depuis cinq à six mois. Etat général satisfaisant. Le 13 mars 1879, ponction. Issue de 7 litres d'un liquide coloré en brun, moussant par l'agitation, très légèrement alcalin. Dens., 1,009. Contient 3 grammes 71 de séro-albumine par litre. Globules blancs et globules rouges.

Au mois d'avril, le liquide ne s'est pas reproduit.

Observation XVIII.

(Du même auteur, thèse Castaneda.)

Mme M..., âgée de 38 ans. Début de l'affection, sept ans. Appétit persiste. Digestions bonnes. Le 8 mai 1880, ponction. Issue de 1,400 grammes, liquide couleur vin blanc, très peu visqueux. Albumine avec traces d'hydropisie, 15,20 pour 1,000. Le 3 juin, le liquide ne s'est pas reproduit.

OBSERVATION XIX.

(Du même auteur, thèse Castaneda,)

Caf..., âgée de 50 ans. Début de l'affection, neuf ans. Santé générale bonne. Le 12 avril 1881, ponction. Issue de 11 litres 1/2 d'un liquide presque aussi clair que de l'eau, très légèrement teinté de jaune, très fluide, non poisseux. Albumine, 2,10 pour 100. Pas d'éléments figurés à l'examen microscopique. Le 3 juin, la malade sort, le liquide ne s'est pas reproduit.

M. Duplay, dans sa clinique sur les kystes paraovariques, reproduite dans le Progrès médical de 1875, cite encore le cas d'*une femme qui était porteuse d'une tumeur abdominale depuis trois ans. A la suite d'une ponction, il a été retiré 3 litres 1/2 d'un liquide ayant une teinte rouge et contenant des globules sanguins. La malade a guéri* (obs. XX).

« La lecture de tous ces faits », dit M. Lucas-Championnière (Journal de méd. et chirur. prat., 1883), « n'est pas faite pour persuader, car M. Du-« play classe sous le nom de kystes paraovariens « des kystes qui ne paraissent guère mériter ce « nom et qui ne diffèrent en rien des grandes po-« ches kystiques. »

C'est là le reproche que l'on peut adresser à la plupart des observations publiées par les auteurs et dont nous avons reproduit ici un grand nombre. Nous savons que le liquide clair, transparent, non albumineux, peut se rencontrer ailleurs que dans les kystes paraovariques et que, d'autre part, ces kystes peuvent avoir un contenu coloré, presque visqueux, très variable dans sa composition; on ne saurait donc faire un diagnostic certain. Cependant, l'état de santé persistant, l'absence de douleurs, le développement lent de la tumeur, sont des signes qui peuvent mettre sur la voie du diagnostic.

Le Dr Peaslee (Ovarian Tumours, London, 1873, p. 195), parlant de cas analogues, dit : « Je n'ai « jamais guéri ou vu guérir un kyste ovarique vrai « par la ponction, si souvent répétée qu'elle fût. Il « est probable que tous les cas qui ont été guéris « par ce procédé étaient des kystes paraovariques, « qui cèdent volontiers à ce traitement. »

C'est aussi l'avis de Boinet et Ferrand (*loco citato*), qui disent : « Nous avons observé quelques exem- « ples de guérison radicale après ponction; mais « elle n'a eu lieu que dans des cas de kystes pa- « raovariques, c'est-à-dire dans les kystes qui ren- « ferment un liquide séreux, clair comme de l'eau « de roche. » Ils ajoutent encore plus loin : « La « première indication, dans tout kyste uniloculaire renfermant un liquide séreux, est de com- « mencer par la ponction simple et classique, et si « le liquide qui s'écoule est limpide, très fluide, il « faut, le liquide évacué, retirer la canule et at- « tendre, parce que, dans les cas où le kyste con- « tient un liquide clair, hydatique, on voit presque

« toujours une simple ponction être suivie de gué-
« rison radicale. »

A l'appui de cette opinion si affirmative de la grande majorité des auteurs, nous relevons encore les observations suivantes :

Observation XXI.

(St-Thomas Hospital reports, 1878, p. 332, cas II.)

Ep..., âgée de 47 ans. Mariée. Début de la tumeur, un an. Ponction ayant donné issue à 9 pintes 1/2 (5 litres) d'un liquide clair. Dens., 1,002. Très peu d'albumine. Guérison.

Observation XXII.

(Grellot de Giromagny, rap. par M. Lucas-Championnière, dans le Journal de médecine et chirurgie pratique, 1883.)

Le 8 mai 1882, je fus appelé au village de X., à l'effet de donner mes soins à Mlle X... qui, au dire de sa mère, ne pouvait plus marcher, tellement elle était gonflée (sic).

Mlle X... a 20 ans, elle a toujours eu une bonne santé, sans être pour cela d'une constitution robuste. Son travail consiste à être toujours assise et penchée sur son métier (métier à faire des bas) ; elle a toujours été bien réglée depuis l'âge de dix-huit ans et ce n'est que depuis qu'elle a commencé à grossir, dans le courant de février 1842, qu'elle a vu ses règles se supprimer. L'état général a peu souffert, je constate seulement un léger amaigrissement. Le ventre est arrondi, tout à fait tendu et présente de la matité du côté gauche.

La fluctuation est assez difficile à percevoir. Les membres inférieurs ne présentent aucune trace d'œdème. A l'examen stéthoscopique, je ne trouve rien d'anormal du côté des poumons ni du côté du cœur. Au toucher rectal, rien d'anormal non plus.

Au toucher vaginal, je constate que l'utérus a subi un léger déplacement, le col est notablement remonté en avant, le corps était porté vers la concavité sacrée. Devant cet ensemble de symptômes, je crus avoir affaire à un kyste paraovarique et je proposai à la famille de ponctionner cette jeune fille, ce qui fut accepté.

Je pratiquai donc, le 12 mai, la ponction du côté gauche et j'en retirai 16 litres d'un liquide transparent olivâtre. Je conseillai quelques jours de repos à la jeune fille et lui prescrivis un traitement reconstituant. Depuis, je revis à différentes reprises mon intéressante malade, qui me manifesta chaque fois sa satisfaction d'être débarassée de sa tumeur. Six semaines après l'opération, les règles réapparurent, le ventre reprit sa souplesse et ses dimensions normales et maintenant, après six mois, la jeune fille se porte on ne peut mieux.

Observation XXIII.

(Dr Suret, d'Alger, reproduite par M. Lucas-Championnière (loc. citato.)

Une dame V..., habitait Alger, en 1877. Depuis quelque temps cette dame, d'une taille élevée, fort belle d'ailleurs et encore jeune, s'apercevait que son ventre prenait des proportions insolites ; et elle savait pertinemment n'être pas en état de gestation. Elle n'avait jamais eu d'enfants, bien qu'elle en désirât et qu'elle fut mariée depuis plus de dix ans. A l'examen, je reconnus sans peine un kyste de l'ovaire. Je lui déclarai nettement ce que j'avais découvert et ma conclusion fut qu'elle ne pouvait se guérir que par une intervention chirurgicale ; qu'il fallait ou ponctionner cette tumeur pour la vider ou l'enlever complétement ; que cette dernière opération était radicale, mais qu'elle offrait des dangers sérieux; que la ponction simple lui offait une chance sur mille de guérison complète; enfin, qu'une ponction suivie d'injections médicamenteuses avait des chances de succès un peu plus nombreuses.

Mme V... opta pour la ponction simple, je demandai une consultation à mon excellent confrère, le Dr Bruch, professeur de clinique externe à l'école de médecine d'Alger, il reconnut le kyste et fit la ponction. Nous retirâmes un peu plus de vingt litres d'un liquide chargé d'hématies, plutôt lie-de-vin que rouge. Le pansement consista en un petit linge enduit de collodion, une compresse épaisse, un bandage de corps médiocrement serré.

La malade commençait à peine à se lever lorsque je dus quitter Alger.

Cinq ans après, au mois d'août dernier, passant par Paris, je suis allé voir cette dame qui y habite depuis 4 ans, je la trouvai aussi bien portante qu'avant le développement de son kyste, avec une taille aussi fine que par le passé.

Observation XXIV.

(Dr Thomas Olver, British medic Jour., 31 janvier 1885.)

Marie V..., âgée de 24 ans, entre à l'infirmerie de Newcastle on Tyne, pour une tumeur abdominale. Quoiqu'un peu émaciée et ayant mauvaise mine, elle déclare s'être toujours bien portée jusque-là. Trois semaines auparavant, elle a accouché d'un garçon, et, depuis lors, son ventre a grossi rapidement, mais sans douleur. Durant les derniers mois de sa grossesse, elle a eu un peu d'œdème malléolaire qui, maintenant, a complètement disparu. Elle a cru remarquer que, déjà avant sa grossesse, il existait un certain degré de gonflement de son ventre, gonflement non localisé et qui n'était accompagné d'aucune douleur.

Après la naissance de son enfant, le médecin qui l'avait accouchée lui déclara qu'elle « avait de l'eau dans le ventre » (*sic*). Depuis, la tumeur s'est accrue progressivement et le pourtour du ventre mesure maintenant, dans sa partie la plus large, 39 pouces 1/2, ce qui est considérable pour une femme aussi petite et aussi maigre.

Malgré l'énorme distension du ventre, la malade ne se plaint d'aucune souffrance, ni d'aucune gêne sérieuse autre que celle du poids de la tumeur ; les symptômes sont entièrement subjectifs.

Les parois abdominales, dont la peau a un curieux aspect marbré, laissaient percevoir nettement les vibrations aortiques. L'abdomen est absolument mat à la percussion en avant, en arrière et dans les flancs. En faisant asseoir la malade, on constate que la matité s'étend de l'appendice xiphoïde au pubis et que la zone de matité hépatique se confond avec elle.

La fluctuation se fait admirablement sentir à travers tout l'abdomen, et la plus petite pichenette donne lieu à un flot nettement perçu par la main. La pression ne cause aucune douleur. Au toucher vaginal, l'utérus n'est pas déplacé, il est libre et mobile.

L'urine, plutôt rare, ne contient pas d'albumine, densité 1030.

Bon appétit. Pas de vomissements. Aucun trouble fonctionnel.

Ponction. — Issue de 19 pintes et 3 onces (9 litres) d'un liquide pâle, verdâtre, comme du sérum ordinaire, d'une densité légère. Le liquide contient un petit nombre de globules rouges, quelques cellules granuleuses à contour irrégulier et de nombreux cristaux petits et pâles, les uns en forme de bâtonnets, les autres prismatiques. On y rencontre aussi beaucoup d'autres cristaux verdâtres, hexagonanx, ressemblant à de la cystine. Ils en diffèrent par cela qu'ils sont plus épais, d'une couleur plus accusée et insolubles dans une solution ammoniacale saturée.

Dès le début de la ponction la malade se déclare extrêmement soulagée. Après l'évacuation complète du liquide on ne peut rien sentir dans l'abdomen. La malade se remet rapidement et quitte l'infirmerie quelques semaines plus tard.

Observation XXV (résumée).

(Claudot (de Neufchâteau), Union médicale, 1856.)

A la fin de 1851, je fus consulté par Mme G..., âgée de 51 ans, affligée par une énorme tuméfaction abdominale dont elle fait remonter l'origine à 1832. Elle paraît être arrivée à l'époque de la ménopause.

Malgré le développement considérable de la tumeur, Mme G... peut se livrer aux occupations d'une vie active et jouit d'une bonne santé, sauf toutefois la gêne inséparable d'une telle incommodité.

A l'examen : ventre uniformément distendu, pas de saillie du nombril, veines non flexueuses, non dilatées, matité absolue, fluctuation très nette.

Le 5 septembre 1852, en présence de dangers immédiats d'asphyxie, ponction. Issue de 31 kilog. 1/2 (4 seaux) d'une sérosité transparente. Légère syncope vite disparue.

4 ans après, santé parfaite. Rien de nouveau dans l'abdomen.

Uns compression méthodique a été faite après l'opération, et M. Claudot rapporte la guérison à cette pratique. Il faut bien plutôt la rattacher à l'évacuation du liquide

Observation XXVI.

(Westphalen, Arch. f. gynæk., t. VIII, p. 89.)

Il s'agit d'une jeune fille de 21 ans, chez laquelle une tumeur abdominale existant depuis 1870 et reconnue comme étant un kyste paraovarique, aurait été ponctionnée le 14 juin 1873. Issue de 12 litres d'un liquide clair, limpide, densité 1004. La malade, revue en septembre, ne présentait aucune trace de tumeur.

Observation XXVII.

(Du même auteur, ibid. loc.)

L'affection a débuté en juillet 1869. Le 24 mai 1873, ponction. Issue de 12 litres 1/2 d'un liquide clair, limpide. La malade guérit et la tumeur ne paraît pas se reproduire.

Si à ces 27 observations nous ajoutons les 7 cas cités par M. Méhu, et sur lesquels le liquide ne s'est reproduit que trois fois : soit 4 guérisons (Arch. génér. de médecine, 1881); les deux autres dont parle M. Verneuil (Société de chirurgie de Paris, 19 juillet 1882); celui de M. Le Fort (ibid. loc.); 1 cas de Kæpl (Journal de médecine et de chirurgie de la Soc. des sc. naturelles de Bruxelles, 1847, t. II), 1 cas de Schwartz (Thèse de Bleckwenn. Göttingen, 1878), 1 cas de Thomann (Wien. med. Presse 1868), et enfin les 34 cas de Ch. Clay, nous aurons un total de 71 cas dans lesquels, au dire des auteurs, la guérison se serait toujours produite après la première ponction.

En présence donc de ces nombreux faits, qui ne représentent évidemment pas tous les cas de guérison, car bon nombre n'en a pas été publié, et après avoir parcouru ces pages et pris connaissance de l'opinion émise par les auteurs considérés comme les plus compétents en pareille matière, il semble que si un doute avait pu se glisser dans notre esprit sur l'efficacité de la ponction, il serait vite dissipé, et que la valeur de ce procédé thérapeutique nous paraîtrait désormais incontestable.

C'est dans ce sens que conclut Spiegelberg (Arch. f. Gynækologie, t. XIV). — Cet auteur, qui reconnaît l'insuffisance de la ponction en tant que moyen de diagnostic dans bon nombre de cas, n'hésite point à dire qu'au point de vue thérapeutique cette méthode conserve toute sa valeur, car toutes les fois que le liquide est séreux, très fluide non spontanément coagulable, on peut en conclure que le kyste n'étant pas en activité de reproduction ne récidivera pas, et qu'il n'y a donc pas lieu de tenter l'extirpation.

Il admet, en effet, deux périodes dans les kystes ovariques, et c'est sur ce fait qu'il base son opinion. Tant que la paroi se développe, l'épithélium continue à sécréter le liquide muqueux qu'il produit à l'état normal. Dès que cette paroi cesse de se développer, l'épithélium, comprimé par le liquide, cesse lui-même de fonctionner et la nature du liquide change. Le kyste ne renferme dès ce moment que de la sérosité fluide non coagulable.

On pourrait objecter à Spiegelberg que lorsque le liquide aura été évacué par la ponction, l'épithélium, n'étant plus comprimé, pourra sécréter de nouveau, et il y aura alors récidive,

Les kystes paraovariques guériraient donc toujours par la ponction. Cette manière de voir presque unanime des auteurs a cependant trouvé quelques sceptiques. Lawson Tait, qui a eu l'occasion de voir un grand nombre de malades atteints de cette affection, se prononce formellement contre la ponction. « On doit toujours enlever le kyste, dit-il, « j'ai renoncé à faire la ponction et je la considère « comme un mauvais procédé. Je n'aurais pas eu « un seul cas de mort par l'ovariotomie si je « n'avais pas quelquefois fait tout d'abord la ponc- « tion (Thèse Castaneda). » C'est assez dire que, pour lui, il y a presque toujours récidive.

Nous n'avons pas oublié que M. Kœberlé n'était pas loin de penser ainsi quand il écrivait : « Après une ponction, le liquide se reproduit souvent d'une manière lente, quelquefois rapidement, »

M. Lucas-Championnière, d'autre part, étudiant la valeur de la ponction dans ces kystes, écrivait aussi : « Faut-il admettre que ces kystes paraova- « riques soient si faciles à guérir par la ponction? « Certainement la ponction doit toujours être faite, « mais elle peut se montrer insuffisante. Pour ma « part, j'ai deux fois fait l'ovariotomie pour des « kystes paraovariens avec ce liquide. Ils avaient « récidivé lentement après la ponction. »

MM. Terrier, Terrillon, Polaillon ont observé aussi récemment des récidives de kystes paraovariques et pensent que la ponction est plus souvent insuffisante qu'on ne le croit en général.

Th. Oliver (loco citato), discutant la valeur comparée de l'extirpation et de la ponction, dit qu'il serait intéressant de rechercher jusqu'à quel point ce dernier procédé peut être suffisant ou insuffisant dans le traitement des kystes paraovariques.

Nous avons donc cherché, au milieu des nombreux faits publiés à ce sujet, et nous avons trouvé chez ceux-là même qui préconisaient si hautement la ponction, de nombreux exemples de récidive dont quelques-uns avaient été guéris par une seconde ponction, mais dont le plus grand nombre avaient exigé une opération plus radicale pour obtenir la guérison.

Observation XXVIII.

(W. Atlee, Traité de tumeurs de l'ovaire, cas XXIX et XXXIII).

Mme S. J. C., âgée de 40 ans, me consulte le 20 janvier 1845, pour une tumeur abdominale. Mariée à l'âge de 19 ans, elle a toujours eu régulièrement ses règles et n'a point d'enfants. Depuis 3 ans elle s'est aperçue que son ventre augmentait, et qu'il avait pris un développement considérable surtout depuis 12 mois.

Plusieurs médecins déclarèrent que c'était un kyste de l'ovaire uniloculaire incurable et lui conseillèrent de ne pas se faire ponctionner. Je fus de leur avis et fis savoir à la malade que le seul remède était l'extirpation. Pour déterminer si c'était un cas curable par la section abdominale, je fis une ponction le 6 février et je retirai 35 pintes de liquide.

Après la ponction, le gonflement abdominal ne persista pas; les parois du ventre s'affaissèrent et on ne put pas sentir de traces de kyste ovarique dans l'abdomen. Ces circonstances et surtout la nature du liquide me firent abandonner l'idée d'une opération. La malade suivit un traitement médical et guérit. La santé resta bonne jusqu'en février 1856, onze ans après que la ponction avait été faite, quand survint une autre forme de tumeur qui entraîna la mort deux ans après.

En 1856, elle revint me consulter, le ventre avait augmenté de nouveau.

Pensant à une récidive de l'affection, je la ponctionnai, mais je trouvai avec surprise un liquide opaque, d'un gris jaunâtre, coagulable par la chaleur.

J'en conclus que le kyste était devenu ovarique.

Le liquide a été analysé par Th. Drysdale.

Pas de dépôt au bout de 12 heures. En frottant un peu du liquide entre les doigts, il devient visqueux.

Liquide alcalin, densité 1032, pas de changement par l'acide acétique. En faisant bouillir, tout le liquide se précipite, et une petite quantité reste à l'état liquide. 590 gr. de ce liquide donnent par évaporation : eau, 450; résidu solide, 50; composé d'albumine, 43 grains, et le reste en graisse et sels.

L'examen microscopique a démontré la présence des cellules granuleuses que l'on rencontre d'ordinaire dans les kystes ovariques, des granulations libres et de quelques globules sanguins.

En avril 1857, nouvelle ponction permettant d'évacuer 40 pintes (20 litres) d'un liquide brun encore complètement coagulable par la chaleur.

Après l'issue du liquide, la percussion donna une résonnance de la région épigastrique et des hypochondres et de la matité au-dessous. Utérus petit. Aucune tumeur ne peut être sentie ni dans l'abdomen ni dans l'excavation pelvienne.

Examen chimique à peu près semblable au précédent.

Examen microscopique : cellules granuleuses identiques à celles des kystes ovariques ; granulations graisseuses d'un volume à peu près uniforme, et enfin globules sanguins et cellules analogues à celles décrites par Glüge.

Après ces deux ponctions, même traitement médical qu'en 1845, mais sans aucun effet.

Comme la malade s'affaiblissait beaucoup, je fis l'extirpation en janvier 1858. Pas d'adhérences. Kyste à parois minces et transparentes, très vasculaires. Pas de pédicule. La tumeur semble être une expansion de tout le ligament large s'étendant jusqu'au bord gauche du bassin et entourant le fond de l'utérus qui est atrophié et repoussé à droite.

W. Atlee s'efforce d'expliquer ce fait d'une nouvelle tumeur, ovarienne cette fois, par la connexion de l'ovaire et de l'ancienne cavité dans laquelle le kyste ovarique se serait ouvert de manière à ne plus former qu'une seule et même tumeur.

L'absence d'adhérences, la minceur et la transparence des parois, l'absence de pédicule et enfin la situation de la tumeur dans le ligament large gauche, nous font croire que W. Atlee a eu affaire à un de ces kystes comme Lawson Tait a eu l'occasion d'en observer un certain nombre et dont le contenu est semblable à celui des kystes ovariques. — La première tumeur pouvait porter à sa base une petite poche qu'il était impossible de sentir à travers les parois abdominales, et qui a donné naissance au bout de 11 ans à cette récidive inattendue. Ce sont là des hypothèses très probables, d'autant plus que l'observation XXIV nous montre un cas où l'examen microscopique a révélé les mêmes éléments dans un liquide limpide que ceux trouvés dans le cas actuel, et que Lawson Tait a eu des cas de liquide très visqueux et très coloré.

En tous cas, la tumeur opérée par Atlee avait récidivé au bout de 11 ans, et 2 autres récidives beaucoup plus rapprochées nécessitaient une intervention plus radicale.

Observation XXIX.

(Du même auteur, loc. cit., cas XXX.)

Washington Atlee cite encore le cas d'une jeune fille âgée de 25 ans qui fut traitée pendant 17 mois pour une espèce particulière d'ascite, et qui fut ponctionnée le 11 décembre 1847 sur l'avis que ce pourrait bien être un kyste ovarique. Elle reste en bonne santé jusqu'en l'année 1854, c'est-à-dire pendant sept ans, époque à laquelle la tumeur récidive. Nouvelle ponction à cette époque, février 1855. Elle s'est mariée depuis, a eu des enfants et, en 1872, rien de nouveau n'avait apparu.

Observation XXX.

(Gusserow, Arch. fr. gynæk, t. IX. p. 412.)

Jeune fille de 17 ans. Début de l'affection en 1872. Ponction en octobre 1874. Issue de 7 litres d'un liquide très clair.

La malade va bien jusqu'en 1876, époque à laquelle elle

a recours de nouveau à l'intervention chirurgicale pour une récidive de la tumeur. Nouvelle ponction en juin 1876, issue de 6 litres 1/2 d'un liquide clair, identique au premier. Extirpation du kyste le même jour.

Observation XXXI (résumée).

Kyste paraovarique. — Ponction. — Récidive.

(Bird, Medic. Times and Gazette, 1851.)

X..., âgée de 27 ans, souffre depuis cinq ans d'une tumeur supposée être un kyste de l'ovaire. Fluctuation très nette. Ponction ayant donné issue à une grande quantité de liquide. Six ans se sont écoulés sans qu'il y ait eu nouvelle accumulation. Au bout de ce temps, collection nouvelle. Une deuxième ponction fait évacuer un liquide identique au premier. Trois ans sont passés depuis, et il n'y a pas eu de nouvelle récidive.

Observation XXXII (résumée).

Kyste paraovarique du côté gauche ayant récidivé trois fois. Extirpation et guérison.

(Dr Nott, de New-York, cité par Peaslee. Traité des tumeurs de l'ovaire. Lond., 1873, page 154.)

X..., âgée de 37 ans, vient consulter, en 1863, le Dr Nott, pour une tumeur, que l'on juge être un kyste uniloculaire de l'ovaire du côté gauche. Une première ponction faite en novembre donne issue à 9 litres environ d'un liquide clair.

En août 1865 (c'est-à-dire vingt mois plus tard), la malade se représente dans le même état qu'avant la première ponction, et une seconde intervention donne la même quantité de liquide avec des caractères identiques à ceux du premier.

Deux mois plus tard, X... se marie, et en mai 1867 elle

accouche d'une fille bien portante. En 1868, elle fait une fausse couche de six semaines. Il lui avait paru, avant sa seconde grossesse, que son ventre avait un peu augmenté de volume, mais cela n'avait pas duré. Après sa fausse couche, l'abdomen grossit beaucoup et elle dut venir à New-York en 1869. Le Dr Nott l'y opéra avec succès.

La deuxième récidive avait eu lieu au bout de trois ans. Le kyste extirpé avait « la forme d'un ballon », sans adhérence aucune, à parois très lisses, très peu vasculaires, et était muni d'un long pédicule membraneux.

Observation XXXIII.

Kyste uniloculaire récidivé deux fois. — Extirpation. Guérison.

(L. Roberts, the Lancet, 1873, t. I, p. 593.— Cas 7.)

Elisabeth W..., âgée de 44 ans, mariée, sans enfants, entre le 30 juillet 1872 à l'hôpital Sainte-Marie, à Manchester. L'abdomen a commencé à grossir depuis dix ans. Elle a été une première fois ponctionnée en 1867, et il est sorti 13 pintes (6 litres) d'un liquide clair albumineux, d'une légère densité. La ponction fut répétée en 1870, c'est-à-dire trois ans plus tard, et on retira 12 pintes du même liquide. Le 31 juillet 1872 (deux ans après), section abdominale. La tumeur fut trouvée recouverte par un repli du péritoine assez intimement adhérent à la paroi du kyste, qui paraissait très mince. 14 pintes (7 litres) d'un liquide clair à peine coloré furent retirés. La tumeur n'avait aucune connexion avec l'utérus, les ovaires et leurs ligaments, qui ont paru normaux et non déplacés.

La malade n'a ressenti aucun symptôme grave et allait très bien quinze jours après.

A l'examen, le kyste, qui pesait 168 grammes, se trouva formé d'une paroi mince, homogène, fibreuse, fortement vasculaire. Le kyste ayant été insufflé, les veines apparurent, parcourant la circonférence entière. Le liquide pesait 17 livres 3/4 et était clair, un peu coloré et faiblement albumineux. Densité : 1004.

Observation XXXIV (du même).

Kyste paraovarique droit récidivé. — Extirpation. Guérison.

Hannah M..., âgée de 30 ans, non mariée, entre à Saint-Mary's-Hospital, à Manchester, le 22 octobre 1872. L'abdomen a commencé à grossir huit ans auparavant. A été ponctionnée une fois déjà. A son entrée, elle est amaigrie, fortement constipée et souffre de dysurie et de fréquentes envies d'uriner. Les urines laissent un abondant dépôt d'urates.

« La tumeur présente une forme conique; la fluctuation est très nette et occupe l'épigastre, les deux hypochondres, l'ombilic et la région lombaire droite. Le pourtour de l'abdomen à l'ombilic mesure 39 pouces. La distance du sternum au pubis est de 13 pouces. L'utérus est sain et n'est pas dévié. »

Le 23. Incision abdominale. Evacuation de 5 litres d'un liquide clair, par le syphon trocart. Le kyste est énucléé au moyen d'une légère traction; il est situé à 1 centimètre et demi en avant de l'ovaire droit et semble s'élever de l'espace qui sépare les franges de la trompe de l'ovaire. C'était donc un kyste paraovarique. L'ovaire lui-même apparaît alors, il est plus volumineux que d'ordinaire, et on pense à l'enlever aussi.

Un clamp est appliqué et le tout enlevé.

Incision fermée par cinq ligatures; sutures enlevées cinq jours après; clamp retiré le huitième jour. Guérison.

Le kyste et son contenu pesaient 17 livres 20. Le liquide était clair, couleur vert d'eau. Densité : 100, 5. Pas de trace d'albumine. Les parois du kyste étaient minces, transparentes, et non vasculaires. La trompe de Fallope, longue de plusieurs pouces et un peu recourbée, est solidement attachée à la surface externe de la tumeur.

Observation XXXV.

Kyste récidivé. — Ponction.

(Bruncker, Quaterley Dublin med. Journ., p. 176, 1873.)

Rose Rooney, âgée de 40 ans, mariée, entre le 10 juillet 1872 à .... Elle souffre d'une tumeur ovarienne. Aspect extraordinaire dû à une tumeur des plus volumineuses, dont la circonférence mesure 5 pieds 2 pouces ($1^{m}60$ environ). Pourtant, pas de malaise, respiration libre, fonctions des reins et des intestins excellentes ; amaigrissement à peine marqué; pas de douleurs; gêne seulement due au volume du kyste. Le ventre avait graduellement augmenté depuis plusieurs années. Il y a déjà longtemps elle a accouché facilement d'un enfant, qui vit encore. Depuis, règles régulières.

Ponction : issue de 45 litres environ (10 gallons) d'un liquide onctueux. On ne put pas sentir de tumeur une fois que l'abdomen fut vide. Aucune complication n'étant survenue, le 2 août elle retourna chez elle, sur sa demande, c'est-à-dire quatorze jours après.

En prévision d'une récidive, on lui avait dit de revenir se faire examiner. Le 3 juin 1873 (un an plus tard) elle se représenta, portant une nouvelle tumeur. Bonne santé toujours. Pas d'autre gêne que celle causée par le poids de la tumeur. Nouvelle ponction. Même quantité de liquide, toujours onctueux, mais coloré. Depuis, elle va bien.

Observation XXXVI.

(Sp. Wells, Traité des tumeurs de l'ovaire, p. 177.)

Au mois de juillet 1865, je vis une demoiselle de 29 ans, chez laquelle je diagnostiquai un kyste simple non adhérent, et à qui je proposai de faire la ponction. Je retirai 16 litres d'un liquide aussi clair que de l'eau distillée. Il s'ensuivit un soulagement instantané, et un an après, j'apprenais que le liquide ne s'était pas reproduit et que la santé de cette personne était excellente.

L'histoire de cette malade est assez curieuse. Malgré le volume de son abdomen, elle était en train de danser, quand tout à coup elle pousse un cri, pâlit et tombe. Le lendemain, elle commençait à évacuer par l'urèthre une grande quantité de liquide, environ 15 à 20 litres, pendant trois ou quatre jours, jusqu'à ce que l'abdomen ait repris son volume normal.

M. Fox publia cette observation, comme un cas de guérison spontanée d'un kyste de l'ovaire, dans le *British medical Journal.* Mais au mois d'octobre 1863, elle commençait à grossir de nouveau, jusqu'au mois de juillet 1865, où *je fis une seconde ponction.* Après cela, elle se porta bien jusqu'à la fin de l'année 1866 (un an), où le liquide commença à se reproduire, et pendant l'été suivant, un jour qu'elle allait monter en omnibus, à Portsmouth, elle tomba sur le ventre. Peu après, une diurèse profuse s'établit et le volume de l'abdomen diminua comme auparavant. En avril 1869, M. Fox m'écrivait qu'elle allait bien et que, depuis sa chute, le liquide n'avait pas de tendance à se reproduire. J'ai eu de ses nouvelles en 1872 : elle continuait de se bien porter.

Observation XXXVII.

(Boinet et Ferrand, art. Ovaire, p. 205, Dict. Dechambre.)

Martin fait deux ponctions à cinq mois de distance, dans un kyste uniloculaire séreux, et applique, un mois après la seconde ponction, un bandage compressif. Un an après, la malade était guérie, et accouchait, trois ans après, d'un garçon bien portant.

Observation XXXVIII.

(M. Terrillon. — Recueillie par l'interne du service).

F..., âgée de 70 ans, entrée le 14 octobre 1884, à la salle Lallemand, lit n° 9.

Antécédents. — Pas de maladies antérieures.

Réglée à l'âge de 12 ans; règles toujours régulières, ménopause à l'âge de 57 ans. Mariée à 19 ans. A eu vingt et un enfants en seize couches, dont cinq gémellaires; six enfants vivent et se portent bien; les autres, morts de la poitrine.

Début de la maladie au mois de mai 1882; le ventre, à cette époque, a commencé à grossir des deux côtés à la fois. Incontinence d'urine.

Ponction au mois de juillet 1883. On retire 12 à 13 litres d'un liquide clair, limpide comme de l'eau.

Pendant six à sept mois, la malade se porte bien, n'éprouve aucune gêne du côté du ventre.

Au mois d'avril 1884, le ventre commence à augmenter de nouveau et des deux côtés à la fois. La tumeur était médiane.

Etat actuel. — Circonférence à l'ombilic : 112 cent. Vergetures nombreuses. Pas de circulation collatérale. Parois abdominales flasques, non tendues; à la percussion, sonorité dans le flanc gauche, matité localisée au côté droit; masse très fluctuante, très mobile, lisse.

Urines très fréquentes, peu abondantes, surtout depuis deux mois. En même temps, légère incontinence passagère; ni sucre, ni albumine. Pas de constipation; plutôt diarrhée.

Jamais de péritonite; pas d'œdème des membres inférieurs.

Utérus très mobile, non déplacé, en antéflexion légère; culs-de-sac libres.

Il y a cinq ans, vers 65 ans, pertes assez abondantes durant huit à quinze jours, s'arrêtent et reviennent assez irrégulièrement. Cet état dure jusqu'au mois de juillet 1883; à ce moment et depuis la ponction, la malade n'a rien perdu.

16 octobre. Ponction sur la ligne médiane, au-dessous de l'ombilic. On retire 3 litres 1/2 environ d'un liquide clair, limpide, semblable au premier. Circonférence à l'ombilic après la ponction : 98 centim.

Le 20. Le ventre n'augmente pas de volume. La gêne et la tension ont disparu.

Le 25. Pas de changement. La malade demande à sortir. N'a pas été revue depuis.

Analyse du liquide.

Densité : 1012; légèrement alcalin.

Albumine : 10 gr. par litre.

Traces d'hydropisine (précipité obtenu par sulfate de magnésie; n'a pu être dosé).

Matières fixes : 32 gr.

Sels anhydres : 9 gr. : chlorure de sodium 6,20, phosphate et carbonate 2,80.

Urée : 4,65.

Solution d'éther alcoolique a fourni par évaporation quelques cristaux de cholestérine, qui ont été reconnus au microscope, surtout après coloration par acide sulfurique dilué.

Observation XXXIX.

(Terrier, Union médicale, 1883.)

Mme Victor, née Désirée Fleury, demeurant à Paris, rue de Lancry, 34, couturière, âgée de 41 ans, entre à la Salpêtrière le 3 novembre 1881.

Il y a déjà fort longtemps que la malade a remarqué le volume anormal de son ventre; toutefois, celui-ci ne prit un développement inquiétant qu'il y a quinze mois. L'augmentation du ventre était générale sans altérer en quoi que ce soit les fonctions digestives et la santé; toutefois, Mme V... accusait des maux de reins et le soir un peu d'œdème des malléoles.

Lors de l'entrée de la malade à la Salpêtrière, dans le service de chirurgie, l'abdomen offrait les dimensions suivantes: circonférence au niveau de l'ombilic 117 centimètres, de l'appendice xpihoïde au pubis 51 centimètres, de l'ombilic au pubis 24 centimètres.

Le ventre peu volumineux est un peu asymétrique, plus développé à gauche qu'à droite; il n'existe ni vascularisation anormale des parois abdominales ni œdème de la paroi; il y a peu de saillie de l'ombilic.

La percussion fait reconnaître une matité très étendue occupant l'hypogastre, la région ombilicale et une partie de l'épigastre sur la ligne médiane; latéralement cette matité se trouve dans les deux fosses iliaques, dans l'hypochondre droit et dans les deux flancs.

Il n'y a de sonorité qu'en haut de la région épigastrique et dans l'hypochondre gauche; à droite la matité du foie se confond avec celle de la tumeur abdominale.

En percutant légèrement l'abdomen on perçoit très facilement le flot du liquide, ce flot se transmet parfaitement en tout sens, ce qui plaide en faveur d'un kyste uniloculaire. Du reste, la palpation permet de sentir partout la fluctuation sans rencontrer de masses dures et bosselées comme dans les tumeurs polykystiques.

Le toucher vaginal permet de constater la mobilité complète de l'utérus; cet organe est repoussé en arrière par la tumeur qui fait saillie du côté du cul-de-sac utéro-vésical. La miction est facile et peu fréquente; les urines normales, c'est-à-dire sans albumine ni sucre : 750 grammes en vingt-quatre heures.

Le diagnostic fut: kyste uniloculaire, probablement parovarien.

La ponction fut faite le 8 novembre 1881 sur la ligne médiane et à l'aide de l'aspirateur Potain. On utilisa le plus gros trocart, ce qui permit d'évacuer assez vite 9 litres d'un liquide clair, et limpide comme de l'eau pure. On avait donc affaire à un kyste du parovarium.

L'analyse de ce liquide fut faite par M. Bouillot, interne en pharmacie à l'hôpital Necker et préparateur de la Faculté des sciences. Voici la note qu'il a bien voulu me donner:

« Liquide clair et limpide ayant tout à fait l'aspect de l'eau. Pas de dépôt après vingt-quatre heures de repos. Examen microscopique négatif. Densité, 1013. Réaction fortement alcaline.

Eau	987.80 p. 1000g.
Résidu sec	12.20
Matières fixes (sels minér. anhydres).	10.40
Matières organiques.	1.80

Les sels minéraux anhydres, presque complètement solubles dans l'eau, sont constitués en grande partie par des chlorures. Un dosage m'a donné une quantité d'acide chlorhydrique correspondant à 7 grammes 40 de chlorure de sodium pour 1,000 grammes de liquide. L'analyse qualitative permet de reconnaître la présence de phosphates, de carbonates et des traces de sulfates.

Enfin il n'existe pas de traces de matières albuminoïdes.

Les suites de la ponction furent des plus simples; Mme V... n'eut aucun accident. Notons toutefois que la quantité d'urine éliminée par vingt-quatre heures augmenta très notablement, car elle atteignit successivement 1 litre, 1 litre 1/2 et même une fois 2 litres.

Mme V... quitta la Salpêtrière le 17 novembre 1881. A cette date on ne pouvait plus retrouver la moindre tumeur dans l'abdomen.

Cet état persista jusqu'en mars 1882. A cette époque, Mme V... s'aperçoit que son ventre grossit, en outre elle se plaint de nouveau des reins; d'ailleurs l'état général est excellent et les règles très normales. L'abdomen augmentant assez rapidement, Mme V... se décide à entrer dans mon service, à l'hôpital St-Antoine, le 31 mai 1882, pour subir une nouvelle ponction.

Celle-ci, faite le 1er juin, permit de retirer 6 litres de liquide clair, limpide comme la première fois. Il n'y eut pas l'ombre d'incidents à la suite de cette petite opération, faite toujours sur la ligne médiane et avec l'aspirateur Potain, et la malade sortit le 3 juin, ne présentant plus de traces de tumeur abdominale.

Vers la fin de janvier 1883, le kyste s'est de nouveau reproduit et Mme V... entre pour la troisième fois à l'hôpital Bichat pour se faire ponctionner. Cette troisième ponction, faite le 23 janvier 1883, donna issue à 5 lit. 90 de liquide parfaitement limpide et toujours analogue à de l'eau pure.

En résumé, malgré trois ponctions faites: la seconde au bout de sept mois et la troisième au bout de quatorze mois, le liquide se reproduisait toujours et on était obligé de l'évacuer tous les sept mois. Fatiguée de cet état stationnaire et, sur mon conseil, Mme V... se décida à se faire opérer.

Depuis deux mois et demi, c'est-à-dire depuis la dernière ponction, le ventre avait recommencé à grossir d'une façon sensible.

Opération le 19 avril 1883: 2 litres liquide clair et limpide. Kyste facilement attiré au dehors, car il n'y a pas de traces d'adhérences pariétales ou épiploïques. Le pédicule situé près de l'ovaire droit est lié par deux ligatures portant même sur l'ovaire qui est quelque peu réséqué.

Le kyste enlevé pesait 135 grammes, il offre le volume d'une tête d'adulte et présente une seule cavité dont la paroi interne est parfaitement lisse, sans traces de végétations. Les parois de cette tumeur sont minces, ayant 3 millimètres d'épaisseur environ, peu vasculaires et tapissées extérieurement par le péritoine.

Au niveau du pédicule, la paroi kystique atteint 5 à 6 millimètres d'épaisseur et paraît renfermer les éléments normaux de l'ovaire. On sait que le pédicule fut lié en plein tissu ovarien, au moins autant qu'il est permis de le juger sans examen histologique.

Observation XL.

Kyste des ligaments larges à contenu identique à celui des kystes ovariques.— 2 pontions.— Ablation.— Guérison.

(Dr Noggerath. Americ. of Journ. obstetrics, 1879, p. 345.)

Le Dr Noggerath présente, dans la séance du 25 novembre 1878, à la Société obstétricale de New-York, une tumeur du ligament large chez une femme de 51 ans. Il vit la malade, pour la première fois, en janvier 1878. La maladie avait commencé dix ans auparavant: pendant les quatre premières années, la malade avait eu des métrorrhagies profuses et des accès de douleurs, accompagnés d'une fièvre qui obligeait la malade à garder le lit pendant des semaines.

Il y a six ans, les deux derniers médecins qui la soignaient croyaient avoir affaire à une tumeur fibro-kystique de l'utérus, et jugeaient une opération impossible. Le Dr Noggerath penchait pour ce diagnostic, d'après les antédents, et parce que la sonde utérine pénétrait dans l'utérus à quatre pouces de profondeur.

La tumeur fut ponctionnée, et on retira 12 litres environ d'un liquide épais, et contenant une grande quantité d'albumine. A l'examen microscopique on constata des corpuscules ovariques abondants; ces corpuscules, dit le Dr Noggerath, p. 347, étaient ovoïdes, contenaient un grand nombre de points brillants ressemblant à des gouttelettes de graisse, et un très gros noyau; un échantillon du liquide fut envoyé au Dr Drysdale, de Philadelphie, qui y trouva une grande quantité de corpuscules caractéristiques des kystes ovariques. La malade fut ponctionnée deux fois.

Le 2 novembre, Noggerath extirpa la tumeur. L'utérus fut trouvé normal. Le kyste tenait au ligament large du côté gauche et n'avait pas de pédicule. On enleva tout ce que l'on put des parois du kyste ; le reste, le cinquième à peu près, fut lié en quatre faisceaux différents et abandonné dans l'abdomen. L'opération fut faite avec le pansement de Lister : la température fut toujours normale, la malade guérit sans accidents.

Observation XLI.

(W. Atlee, Tumeurs de l'ovaire, cas XXXV.)

Femme de 30 ans. Début de l'affection, 3 ans et 4 mois. Une première ponction permet d'évacuer un seau d'un liquide clair. La tumeur récidive, et 8 mois après on l'extirpe.

Observation XLII.

(Arning Arch. fr. Gynæk., t. X.)

Femme de 30 ans. Début de la tumeur en 1871. Ponction le 10 décembre 1872. Le 15 janvier 1875, nouvelle ponction permettant d'évacuer 6,500 grammes de liquide. Le 16 mai, extirpation de la tumeur. Mort de la malade, 76 heures après.

Le diagnostic de kyste paraovarique a été vérifié par l'autopsie.

Observation XLIII.

(Spiegelberg, Arch. fr. Gynækol., t. I.)

Femme de 32 ans. Début de la tumeur en 1867. Ponction en mai 1869. Récidive rapide et nouvelle ponction en février 1870; chaque fois issue d'un liquide limpide. Extirpation de la tumeur le 23 février.

Observation XLIV.

(Westphalen, Arch. für Gynæk, t. VIII.)

Femme de 27 ans. Début de la tumeur en 1870. Ponction en 1871, donne issue à 1/2 seau de liquide clair. La malade se porte bien pendant un an et demi, c'est-à-dire jusqu'en 1873, époque à laquelle apparaît une nouvelle tumeur. A partir de mars 1874, accroissement rapide de cette tumeur et mort par cachexie en avril 1874.

Observation XLV.

(M. Polaillon, Société de chirurgie, 29 avril 1885.)

Femme de 26 ans. En mai 1882, pendant une variole, le ventre grossit. En février 1883, elle entre à l'hôpital de Clermont-Ferrand où on lui fait une ponction. Issue de

5 litres 1/2 d'un liquide clair comme de l'eau. Elle devient ensuite enceinte et accouche le 29 décembre.

Dans le courant de 1884, le ventre grossit de nouveau et, le 11 mars 1885, la malade entre à la Pitié. Le diagnostic est : kyste uniloculaire, probablement paraovarique, en raison du liquide déjà retiré. Ovariotomie le 21 mars 1885. Guérison.

A ces observations, nous devons ajouter les 6 cas de Ch. Clay, 3 autres de M. Méhu, qui récidivèrent avec lenteur, 1 cas de Keith (d'Édimbourg), dont la récidive ne se fit qu'au bout de 5 ans (Olhausen, loc. citat.), un autre de Pitha (Wien. medic. Presse 1868), reparu au bout de 10 ans seulement, 1 de Grailly-Hewitt (Diseases of Nomen, Lond. 1872) qui nécessita l'extirpation après 2 ponctions inefficaces ; les 2 dont parle M. Lucas-Championnière (loc. cit.) et celui de M. Jeannel, reproduit à la page 94, ce qui nous donne un total de 36 cas dans lesquels la reproduction du liquide a eu lieu une ou plusieurs fois après la ponction.

En considérant donc les 71 observations de guérison publiées par les auteurs comme parfaitement confirmées, la récidive se serait faite dans la proportion de 36 fois sur 107 kystes traités par la ponction, soit une fois sur trois environ. Nous voilà bien loin déjà de la règle absolue de la cure radicale, après une ponction, professée par la plupart des chirurgiens.

Mais il suffit d'analyser minutieusement les observations que nous avons rapportées dans le cours de ce travail pour se convaincre que le plus grand nombre des cas annoncés comme des guérisons ne sauraient être jugés tels à bon droit, et que le plus souvent rien ne permettait de se prononcer d'une façon définitive sur le résultat de l'intervention.

Ainsi que le fait observer très judicieusement M. J. Lucas-Championnière, M. Duplay (et avec lui la plupart des auteurs) a indiqué comme guéries par la ponction simple des malades qui n'ont été revues qu'au bout de deux mois, 1 mois 1/2 et même 26 jours, temps absolument insuffisant pour affirmer la non-récidive.

C'est en effet là tout le nœud de la question. — Il est d'autant plus surprenant de constater la hâte que les auteurs ont mis à se prononcer sur le résultat des ponctions qu'ils ont pu faire, qu'ils ont presque tous pris la précaution de nous annoncer qu'en cas de récidive le liquide se reproduisait très lentement. La logique et la prudence exigeaient donc qu'on laissât écouler un laps de temps raisonnable avant d'affirmer une guérison peut-être prématurée.

Or, combien de temps après une ponction peut-on croire à la non-récidive? C'est le point que nous avons essayé de fixer par l'étude des observations ci-dessus.

Dans les 107 cas que nous avons pu recueillir, nous avons vu la récidive se produire 36 fois. Nous avons en outre pu constater que les différentes interventions chirurgicales dans ces 36 cas avaient eu lieu à des intervalles variant entre 3 mois et 6, 7 et même 11 ans.

Dans un cas (obs. XL) le kyste a été ponctionné 2 fois en moins de 11 mois (de janvier en décembre); une autre fois (obs. XXXVII) la seconde ponction a été faite au bout de 5 mois. — Dans le cas de M. Terrier (obs XXXIX) le liquide s'est reproduit 4 fois de suite et la ponction a été répétée 3 fois à 7 mois d'intervalle. — Huit et neuf mois (obs. XLI, XXXVIII, XLIII) sont ensuite les intervalles les plus rapprochés entre la première et la seconde intervention. Le plus souvent, dans 14 cas sur 21 à propos desquels nous avons quelques détails et dont les dates nous sont connues, 1 an, 1 an 1/2, 2, 3, 6, 7, même 11 ans ont pu s'écouler sans que les malades jugeassent nécessaire de recourir de nouveau aux soins du chirurgien.

On peut donc conclure, en général, qu'on ne saurait se prononcer avant de longs mois, et qu'il faut même, après des années, s'attendre encore à la réapparition de l'affection. Telle malade qui, en effet, ponctionnée en 1871, était considérée comme guérie un an 1/2 après, voyait la tumeur récidiver vers la fin de la deuxième année et mourait en peu de temps par suite d'un état cachectique dû au développement rapide de la tumeur (Westphalen, obs. XLIV).

En somme, il est extrêmement difficile, sinon

impossible, d'affirmer la non-récidive de ces kystes, même après plusieurs années.

Or, sur les 71 cas que nous avons trouvés publiés comme des guérisons radicales, plus des deux tiers ont été annoncés comme tels après un laps de temps variant de quelques jours à 7 et 8 mois, et une dizaine seulement des malades ont été revues au bout d'une ou plusieurs années (1). Nous ne saurions donc considérer tous ces cas comme étant des guérisons authentiques, et nous nous rangeons volontiers à l'avis de M. Terrier pour qui la guérison après la ponction est l'exception et la récidive la règle. (Société de chirurgie de Paris, séance du 27 mai 1885.)

Les 34 cas de Ch. Clay, par suite de l'absence de tout détail, ne sauraient être jugés à leur juste valeur. Sur les 37 cas restants, la guérison a été annoncée 26 fois au bout de 1 à 8 mois, et il reste 11 cas (obs. I, II, VII, VIII, X, XIV, XXIII, XXV, un de M. Verneuil et deux de M. Méhu) dans lesquels la malade, revue après un intervalle variant de 1 an à 6 ans ne présentait aucune trace de récidive. C'est à peine si l'on peut attribuer à ces derniers cas une véritable valeur au point de vue de l'efficacité de la ponction ; les autres démontrent donc

(1) D'autre part, dans le plus grand nombre des observations, le liquide quoique clair, limpide, et d'une faible densité, contenait une certaine quantité d'albumine, condition favorable, si nous nous rappelons les recherches de M. Méhue, à la reproduction du liquide.

que le liquide ne se reproduit pas immédiatement d'ordinaire et peut mettre longtemps à être secrété de nouveau, mais ne saurait prouver la guérison affirmée.

D'autre part, dans les 33 cas de récidive que nous avons enregistrés, une seconde ponction a été faite 14 fois, et 3 fois seulement le liquide semble ne s'être pas renouvelé. De ces faits, nous tirerons les conclusions suivantes :

Les kystes paraovariques peuvent guérir par la ponction. Il existe des cas de guérison authentique et cela suffit pour que nous nous adressions tout d'abord à la ponction dans le traitement de cette affection. Mais loin d'être assurés de la non-récidive, comme la plupart des auteurs l'ont professé jusqu'ici, nous devrons faire des réserves et nous apprêter à recourir à des moyens plus énergiques en cas de reproduction du liquide. Nous devrons, en effet, nous attendre à une réapparition de la tumeur dans le plus grand nombre des cas, réapparition qui, quelquefois rapide, pourra, du reste, se faire aussi attendre de longues années.

Si, d'autre part, nous nous rappelons que souvent ces kystes ne sont pas toujours uniloculaires, comme on l'avait cru jusqu'ici, et portent souvent à leur base d'autres petites poches, ou bien que l'ovaire altéré peut devenir à son tour le siège de productions kystiques, nous ne serons point étonnés de voir reparaître la tumeur, ou une nouvelle, dans un intervalle plus ou moins éloigné.

Faudra-t-il alors refaire la ponction? et, en cas de seconde récidive, une troisième ponction donnerait-elle un meilleur résultat? Nous ne le pensons pas, puisque, sur 14 cas où la seconde ponction a été faite, le liquide n'a cessé de se reproduire que 3 fois. Ce serait s'exposer à répéter indéfiniment l'opération; il vaudra donc mieux dès lors chercher la guérison radicale de la tumeur.

Ici nous nous trouvons en présence de deux procédés chirurgicaux: la ponction suivie d'injection iodée et l'ovariotomie ou extirpation du kyste. Auquel de ces deux procédés devrons-nous avoir recours de préférence? C'est ce que nous allons essayer de déterminer (1).

(1) La ponction peut se pratiquer par l'abdomen, le vagin ou le rectum. La ponction abdominale est celle qui donne les meilleurs résultats et que nous devons employer de préférence.

La ponction vaginale a été préconisée par ceux qui, craignant des blessures des veines abdominales et surtout le danger de l'épanchement du liquide dans le péritoine, ont voulu créer une voie plus facile et plus sûre à l'évacuation du liquide. « Plus dangereuse que la ponction abdominale, par suite de la pénétration possible de l'air, de la putréfaction et de la septicémie, ce serait une pratique exceptionnelle, dit Spencer Wells, peut-être nécessaire quand un kyste est retenu par des adhérences pelviennes. Il faudrait, en tout cas, y joindre le drainage, qui fait courir moins de risques que la ponction simple. »

La ponction rectale a été donnée par quelques-uns comme préférable à la ponction vaginale; rien ne le prouve.

Nous ne discuterons pas ici les différentes manières de

INJECTION IODÉE.

L'injection iodée a eu ses partisans et son heure de célébrité, surtout avec Boinet. Elle semble aujourd'hui bien démonétisée dans les kystes ovariques, et si nous recherchons quelle peut être l'opinion des auteurs à son sujet, nous la trouvons frappée d'une interdiction presque absolue.

Il nous a paru intéressant de relever ici les avis émis en diverses circonstances par les auteurs sur ce procédé.

Dans une discussion à la Société de chirurgie (19 juillet 1882), à propos d'un cas de M. Després, récidivé après plusieurs ponctions, dont le liquide s'était reproduit après une injection iodo-iodurée et qui n'avait cédé qu'à de la teinture d'iode pure, M. Trélat laissa entendre qu'il croyait volontiers à l'efficacité des injections iodées dans les kystes paraovariques, qui guérissent aussi, ajoute-t-il, par la simple ponction.

M. Lucas-Championnière ne partage pas cette opinion. Pour lui, l'injection n'est pas exempte de

faire la ponction, soit avec le trocart ordinaire, soit avec les appareils à aspiration, etc.; cette question est longuement traitée dans bon nombre d'auteurs, et il serait oiseux d'y revenir ici. Nous nous bornerons à dire que l'on doit toujours s'entourer des précautions antiseptiques les plus absolues.

dangers et est plus meurtrière que l'ovariotomie. Il suffit pour s'en assurer de se rapporter aux observations de Boinet.

M. Le Fort croit que l'injection iodée n'a pas donné de résultats satisfaisants parce qu'on l'a malencontreusement employée dans toutes les variétés de kystes. C'est dire implicitement qu'il lui reconnaît une action réelle dans les kystes paraovariques, toutefois il conseille d'attendre et de ne rien faire après la ponction. Il a guéri ainsi une malade par la simple ponction.

M. Duplay pense, de son côté, que l'injection iodée peut être employée, mais elle lui paraît grave, et il préférerait l'ovariotomie. Tel n'a pas toujours été l'avis de M. Duplay, qui disait quelques années auparavant : « Si la ponction se montrait insuffisante, il faudrait faire une injection iodée. » (Progrès médical, 1879.)

M. Terrier préférerait aussi avoir recours à l'ovariotomie plutôt qu'à l'injection iodée. « C'est une opération sérieuse, dit-il. La malade de M. Desprès a eu 39° ; cette température est rarement atteinte dans l'ovariotomie, et quand elle se montre le cas est grave. »

M. Verneuil croit qu'il serait imprudent d'injecter de l'iode dans des kystes à parois si minces, à travers lesquelles l'irritation produite par l'injection pourrait se propager au péritoine. Si la ponction restait insuffisante, même répétée, on aurait recours à l'ovariotomie.

M. Bouilly, deux ans plus tard, au milieu de cette même assemblée, reprenant cette thèse, à propos d'un cas de M. Jeannel, où l'injection d'iode avait déterminé des accidents graves, conclut à l'ovariotomie dans le cas où des ponctions répétées resteraient sans résultat (Société de chirurgie, 23 juillet 1884).

Spencer Wells ne semble pas non plus très enthousiaste de cette méthode et écrit ces lignes : « La « pratique des injections iodées est tombée en « désuétude au grand avantage des malades, d'a- « près ce que j'ai pu en juger. Le petit nombre de « kystes dans lesquels j'ai fait des injections et « qui ne se sont pas reproduits étaient des kystes « simples, à contenu limpide, pour lesquels la « ponction seule est aussi efficace que lorsqu'on « y ajoute des injections iodées. »

M. de Sinéty va beaucoup plus loin : « La ponc- « tion suivie d'injections iodées, dit-il, nous pa- « raît présenter d'aussi grands dangers et moins « de chances de guérison radicale que l'ovario- « tomie. »

Tel est aussi l'avis de Holmes (Principles of Surgery, London 1878, p. 862).

M. Kœberlé enfin, répondant à M. Bœkel (Gazette de Strasbourg, 1873), s'exprime à peu près en ces termes. « Il a vu que les injections iodées « réussissaient plus volontiers dans ces collections « dont les liquides n'étaient pas albumineux...mais « lorsque les cas sont simples et les circonstances

« favorables, il croit l'extirpation presque aussi « inoffensive et plus sûre en tout cas que l'injec- « tion iodée».

Le bilan de ces réflexions n'est donc pas très favorable à l'injection iodée. Les faits que nous avons pu recueillir ne le sont pas davantage, quoique sur cinq observations, trois aient été publiées par M. Boinet en faveur des injections iodées.

Cet auteur, le vulgarisateur en France de ce procédé, qu'il défend avec une rare opiniâtreté, écrivait récemment ces lignes : « La méthode des « injections iodées est la plus sûre et la moins « dangereuse pour guérir les kystes de l'ovaire ; « elle est d'une innocuité remarquable d'après « Velpeau, Nélaton, Trousseau, Cruveilhier, Jobert, « Grisolle, Monod père, Demarquay, Cazeaux, « Huguier, Robert, Barth, Piorry, et nous l'avons « pratiquée, depuis 1847, plus de mille fois sans « accidents (Discussion de l'Académie de méde- « cine, 1856). Elle doit être réservée pour les « kystes uniloculaires simples, à liquide aqueux, « citrin, hydatique, sanguin, purulent, quelle que « soit leur étendue. On peut pratiquer, sans in- « convénient aucun, plusieurs ponctions et plu- « sieurs injections successives dans le même « kyste ; dans quelques-uns nous avons fait jus- « qu'à vingt ponctions et autant d'injections. L'in- « dication de l'opération est le moment où le kyste, « sans être volumineux, fait souffrir la malade et « gêne les fonctions. »

L'opinion de Boinet est basée sur les faits des auteurs cités plus haut par lui, et sur ceux qu'il a eu lui-même l'occasion d'observer et qu'il rapporte dans son Traité d'iodothérapie.

Dans la première série de 100 cas qu'il a traités par l'injection iodée, il a appliqué ce procédé indifféremment à tous les kystes ovariques qu'il a rencontrés. Il a eu 61 guérisons et 39 insuccès, parmi lesquels 16 morts.

Dans sa deuxième série, il n'a injecté que les kystes uniloculaires séreux, et il a eu 81 succès, dont 55 après la première ponction. Sept fois le liquide a été hydatique, et il y a toujours eu guérison.

Que reproche-t-on aux injections iodées? dit-il. 1° L'empoisonnement par la résorption de l'iode ; 2° l'inflammation des parois du kyste, même sa gangrène et la propagation de l'inflammation aux organes voisins.

« L'empoisonnement n'a jamais été remarqué « par nous, et cependant nous avons fait des cen- « taines d'injections dans toutes les cavités de l'é- « conomie, laissant parfois une grande quantité « de teinture d'iode dans les cavités que nous in- « jections. — Cela vient de ce qu'on a confondu « l'ivresse iodique avec l'iodisme ou l'intoxication « iodique. L'ivresse est plus ou moins marquée, « selon l'état particulier des malades, mais ce sont « en général des symptômes rares, très légers « quand ils se manifestent et qui n'ont aucune « importance. »

« On a eu aussi tort d'invoquer la susceptibilité « inflammatoire des parois du kyste. Cette paroi « est en général fibreuse, inerte et à peu près in- « sensible; c'est une sorte de parasite et il est « facile de comprendre, sans qu'on ait besoin d'in- « sister sur ce point, pourquoi des injections iodées « pratiquées dans de pareilles cavités doivent ne « produire aucun symptôme d'inflammation. — « Cette susceptibilité, nous ne saurions trop le ré- « péter, n'existe pas et ne se trahit par aucun phé- « nomène de sensibilité ou de réaction, quelle que « soit la concentration de la teinture iodique et « quelle que soit la capacité du kyste....

« Les accidents graves qui ont eu lieu étaient « certainement dus à la pénétration du liquide « dans la cavité péritonéale. »

A la première affirmation de M. Boinet, nous opposerons l'observation suivante, due à M. Jeannel, dans laquelle la rétention du liquide iodé dans la cavité du kyste a déterminé une intoxication des plus graves.

Observation XLVII.

(M. Jeannel (de Vendôme), rapporté par M. Bouilly à la Société de chirurgie, séance du 28 juillet 1874.)

Kyste paraovarique du côté droit. — Première ponction simple, suivie de récidive. — Deuxième ponction avec lavage phéniqué et injection iodée, accidents très graves. — Rétention de l'injection iodée, iodisme aigu. — Guérison opératoire.

Chez une femme de 35 ans, de bonne santé, présentant

les signes d'un kyste de l'ovaire uniloculaire. M. Jeannel retire, le 26 mars, avec l'aspirateur Potain, 1,500 à 1,700 grammes d'un liquide clair comme de l'eau de roche, ne contenant aucune trace de crochets d'hydatides. La nature du liquide permet d'établir le diagnostic de kyste paraovarique.

A la fin de la ponction, un incident se produit : l'opérateur a la sensation du choc de la paroi kystique contre la canule, et l'écoulement s'arrête; en même temps, la malade est prise d'une syncope, qui dure un quart d'heure, et de douleurs vives dans l'abdomen, lesquelles se prolongent deux à trois heures. Le ventre se ballonne pendant quatre jours.

Trois mois plus tard, la tumeur était reparue. Cette fois, M. Jeannel, après aspiration, avec l'appareil Dieulafoy, de 2,100 grammes de liquide limpide comme l'eau de roche, fait dans le kyste un lavage avec 900 grammes d'eau phéniquée au 1/500, et, après aspiration de cette eau, pousse dans la poche 560 grammes d'une solution iodée tiède à 50 p. 100. Déjà, pendant le lavage phéniqué, la malade accuse une sensation désagréable d'étourdissement et de fourmillements dans les doigts.

Mais ce n'était là que le prélude d'accidents beaucoup plus inquiétants.

Après injection de 560 grammes de la solution iodée, M. Jeannel fait le vide dans l'appareil et veut réaspirer le liquide injecté : *rien ne vient*; pas une goutte de liquide ne sort. En même temps se déclare une syncope inquiétante; la respiration est longue, bruyante, désordonnée; la face est blême; le corps est recouvert d'une sueur visqueuse; le pouls est presque insensible. Après avoir pris les mesures d'usage, mis la tête basse, M. Jeannel se hâte de refaire deux nouvelles ponctions, pour retirer la solution iodée. Même insuccès de l'opération; quelques gouttes de solution iodée et un peu d'écume sortent seulement par la canule.

Celle-ci est définitivement retirée, et le liquide abandonné dans l'abdomen.

Alors commence une lutte acharnée et persévérante contre cet état syncopal, dont la gravité va toujours s'accentuant.

L'opération avait lieu à 2 heures, et à 1 heure du matin seulement, c'est-à-dire onze heures plus tard, la malade pouvait être considérée comme hors de danger immédiat.

Cinq injections d'éther sont faites sous la peau; le marteau de Mayor est appliqué; une ceinture de sinapismes entoure la base de la poitrine; la ligature des quatre membres est faite; une pile à courants continus de 40 éléments est mise en batterie.

Grâce à tous ces moyens, une heure après, à 3 heures, la respiration était un peu plus régulière, mais elle était violente; le pouls, un peu relevé, battait 130 à 140 fois à la minute.

A 6 heures du soir, l'état est le même. Un lavement contenant 20 grammes d'acétate d'ammoniaque est administré après un lavement laxatif, et le nombre des éléments de la pile est réduit à 25.

A 10 heures, le refroidissement est général; le pouls est insensible; la langue et le nez sont glacés; « la mort semble proche ». Nouvelle injection de 5 grammes d'éther. Applications chaudes, électricité.

A 11 heures, selle abondante; la malade remue un peu et se plaint. Conjonctivite iodique. A partir de ce moment, tout s'améliore, et à 1 heure du matin, première parole.

Le lendemain, il n'y avait plus que de la prostration et de la faiblesse. Le ventre est excessivement douloureux et ballonné.

Les jours suivants, il se produit des phénomènes d'iodisme très accusés sur toutes les muqueuses et en particulier sur la muqueuse bronchique, dont l'inflammation persista la dernière pendant une quinzaine de jours.

A l'époque où M. Jeannel nous communiquait son observation, dit M. Bouilly, il n'était pas en mesure de dire si, après avoir échappé à ces graves accidents, sa malade était guérie de son kyste. Il en conclut que l'injection iodée dans un kyste parnovarique peut être suivie des accidents les plus graves, et il pense que l'ovariotomie eût certainement procuré la guérison sans que le succès opératoire ait coûté plus cher.

Il est inutile d'insister sur ce fait et les réflexions dont nous pourrions le faire suivre ne seraient qu'une redite des conclusions de M. Jeannel. L'observation répond d'elle-même aux affirmations de M. Boinet, et prouve d'une manière non équivoque que ces accidents qu'il dit n'avoir jamais rencontrés dans ses nombreux cas d'injections iodées peuvent se montrer avec une gravité extrême.

Les trois observations suivantes, citées par M. Boinet lui-même, dans son Traité d'iodothérapie, semblent ne point confirmer sa manière de voir et sont encore une preuve évidente de la susceptibilité inflammatoire des parois des kystes paraovariques.

Observation XLVIII (résumée).

Kyste hydatique de l'ovaire droit. — Ponction. — Une seule injection iodée, guérison radicale.

(Boinet, Iodothérapie, p. 424.)

La nommée Desparroi (Julie-Onésyme), âgée de 51 ans, journalière, est entrée, à l'hôpital Saint-Lazare, le 1er mars

1852, pour une tumeur située dans la moitié droite de l'abdomen, tumeur que M. Boys de Loury pensa être un kyste ovarique probablement hydatique, d'après les symptômes observés et les commémoratifs.

Après avoir essayé sans succès plusieurs moyens de traitement, M. Boys de Loury se décida à pratiquer la ponction; mais, avant d'y procéder, il voulut avoir l'avis de M. le Dr Boinet qui, par une exploration habile de la tumeur, acquit la conviction que c'était un kyste de l'ovaire et proposa, comme moyen, l'évacuation du liquide du kyste par la ponction et l'injection iodée.

Le vendredi, 14 mai 1852, M. le Dr Boinet pratiqua une ponction qui donna issue à 2 kilog. 500 d'un liquide incolore parfaitement transparent comme de l'eau de roche (ce qui donna à penser que c'était bien un kyste hydatique), puis on injecta le liquide suivant : Eau distillée, 50 gr. ; teinture d'iode, 50 gr. ; iodure de potassium, 2 gr.

On laissa le liquide 5 minutes, pendant lesquelles on malaxa toute la région du kyste afin de mettre toute la surface intérieure en contact avec la liqueur iodée, puis on retira la seringue et l'on fit sortir environ 60 à 80 grammes de liquide qui n'était autre que la liqueur injectée, étendue d'une petite quantité du liquide du kyste. On retira la canule et l'on mit un morceau de sparadrap sur la petite plaie.

La malade n'accuse, au moment de l'injection, qu'une sensation de chaleur assez vive.

Dans la journée cependant, quelques douleurs vagues se font sentir. On serre modérément le ventre au moyen d'un bandage de corps.

Le pouls était à 80 avant l'opération, et, le soir même, il était monté à 110. Le ventre n'est pas douloureux. Potion calmante, boissons adoucissantes.

Le 15. Dans la nuit, la fièvre s'est allumée, et ce matin nous trouvons le ventre distendu, mais on ne perçoit pas une matité comme quand le kyste était rempli de son liquide. Le son est net dans toute la région du kyste excepté dans la fosse iliaque droite où le bruit est sourd et où l'on sent une tension et une résistance assez prononcée. Là aussi la malade éprouve un sentiment de brûlure assez intense.

On fait pratiquer, dans la journée, deux onctions sur le ventre avec l'onguent napolitain. Cataplasmes. On combat la constipation opiniâtre à laquelle la malade est en proie par des demi-lavements émolients et huileux. Le soir, peau brûlante, langue sèche, enduit blanc jaunâtre au milieu, rouge à la pointe; le pouls s'est maintenu toute la journée à 120°. Urines assez abondantes, d'un rouge intense et d'une odeur très pénétrante.

Le 16. La nuit a été assez bonne. Une potion calmante avec sirop diacode (30 grammes), a procuré un peu de sommeil.

Le 17. Le pouls est à 106, le ventre est tendu, la pression arrache des cris à la malade. La peau est brûlante, aride, la face est altérée, la soif ardente. On fait appliquer 15 sangsues un peu au-dessus de la fosse iliaque droite. Un lavement purgatif est administré dans la journée. Tisane de gomme, 3 bouillons.

Le soir, nous trouvons une amélioration sensible. Potion calmante. La malade a dormi un peu. Le pouls n'est plus qu'à 90. Peau moins aride, langue meilleure, urines moins foncées.

Il y a un mieux marqué. Mais tout le côté droit de l'abdomen situé au-dessus de l'ombilic, donne un son mat à la percussion et est le siège d'une sensibilité assez grande. Frictions mercurielles, cataplasmes laudanisés. 3 potages, 1 œuf.

Du 18 au 25. Amélioration progressive.

Le 26. Purgatif.

Le 28. Vésicatoire sur la région de la fosse iliaque droite où l'on perçoit encore de la matité.

6 juin. Un second vésicatoire.

A partir du 10 juin, cette malade va de mieux en mieux, mange avec appétit, se lève dans la journée, mais la marche est encore difficile.

Le 24. La malade a passé une mauvaise nuit. La veille, elle avait un peu de diarrhée, et dans la nuit cette diarrhée a pris un caractère colliquatif : douze selles avec épreintes. Ventre affaissé, douloureux ; faiblesse extrême, facies grippé. Yeux caves cernés, respiration laborieuse. Un peu d'obscurité dans le souffle respiratoire dans le côté droit de la poitrine ; aucun râle, pouls fréquent, petit ; peau chaude sèche. Deux quarts de lavements (amidon et laudanum de Rousseau). Tisane de riz avec sirop de coings. Potion calmante.

Le 25. Amélioration sensible. Même traitement. Sirop de quinquina. Les jours suivants, la malade va tout à fait bien, elle est remise au régime habituel.

1er juillet. A la suite de cette diarrhée, il est resté un peu de douleur dans la région de l'ovaire droit. On applique un nouveau vésicatoire que l'on supprime au bout de six jours.

Le 21. Desparrois sort parfaitement guérie. A la percussion, l'abdomen rend un son normal dans toute son étendue. Aucune douleur à la pression. Le toucher permet de s'assurer que la déviation du col à gauche a disparu et que l'utérus a repris sa direction première. La station et la marche sont devenues faciles. Un certain embonpoint est même venu donner à cette femmes les apparences d'une bonne santé.

« Ce qui mérite d'être signalé dans cette ob-
« servation, c'est l'absence de tout accident grave
« à la suite de l'opération, dit M. Boinet, car nous
« n'avons eu à redouter que quelques signes de

« péritonite légère ou d'inflammation du kyste « qu'un traitement prompt et énergique a neu- « tralisés ; c'est qu'une seule injection a suffi pour « déterminer l'inflammation de la paroi intérieure « d'un kyste assez considérable, son oblitération « complète et un retrait tel qu'à l'examen de l'ab- « domen au moment où la malade est sortie, on « ne pouvait découvrir aucune trace par la pal- « pation ni la percussion. »

Il est probable qu'écrivant à cette heure, M. Boinet, ne jugerait pas ce cas aussi favorable qu'il le pensait au moment où il venait de pratiquer cette opération. Le petit nombre des succès obtenus alors par l'ovariotomie et les accidents extrêmes qui souvent accompagnaient cette opération permettaient de considérer un pareil cas comme très favorable. Il n'en est plus de même aujourd'hui et les accidents éprouvés par la malade de M. Boinet ne s'observent que dans les cas graves d'ovariotomie. En tout cas, cette observation démontre nettement une inflammation de la paroi kystique et sa propagation au péritoine. Dans l'observation qui suit, cette inflammation a aussi existé quoiqu'il n'y ait pas eu de péritonite.

Observation XLIX.

Tumeur dans le ligament large du côté gauche. — Ponction et injection iodée. — Guérison.

(Huguier, chirurgien de l'hôpital Beaujon, rapportée par Boinet, loc. cit.)

Le 28 juin 1852 est entrée à l'hôpital Beaujon une dame

nommée Henriette Sciot, âgée de 21 ans, modiste. Elle a été réglée à 14 ans, sans difficulté. Elle a eu des rapports sexuels à 18 ans. Elle est accouchée en 1852, l'accouchement s'est fait difficilement et a été suivi d'une hémorrhagie qui a duré 4 mois environ. Cette hémorrhagie s'est arrêtée d'elle-même. Elle souffre depuis deux ans dans le bas-ventre et les aines, surtout du côté gauche. Elle éprouve des pesanteurs dans le bas des reins. Elle urine très peu, et sa miction s'accompagne de douleurs, elle est constipée et forcée de prendre des lavements.

Depuis deux ans environ avant son accouchement, elle a un écoulement blanc, fluide, sans odeur; il devient épais, jaunâtre, comparable à du blanc d'œuf, avant et après les règles. Les règles qui, autrefois, étaient abondantes sont régulières et ont diminué de quantité. Le sang est séreux et décoloré. Au toucher on trouve à gauche, dans le cul-de-sac vaginal supérieur, une tumeur arrondie grosse comme un œuf de poule au moins, dont la fluctuation est douteuse; elle semble adhérente, d'une part, au bord gauche de l'utérus, et, par sa face externe, à la partie postérieure de l'excavation pelvienne. Quand on pratique le toucher rectal on sent cette tumeur et elle semble mobile. La palpation hypogastrique ne peut fournir aucun éclaircissement.

Le 1er juillet. M. Huguier prescrit 15 sangsues.

Le 8. Un purgatif avec l'aloès.

Le 14. La malade a ses règles, mais elles s'arrêtent brusquement le lendemain. Depuis plusieurs mois, nous dit cette dame, la menstruation offrait cette particularité. M. Huguier pratique dans la tumeur une ponction exploratrice, le 30 juillet, avec un trocart courbe. Il s'écoule environ un demi-verre d'un liquide albumineux, incolore, filant, et qui fut analysée par M. Chatin, pharmacien de l'hôpital. Une injection iodée d'environ un demi-verre, composée d'un mélange d'iode et d'iodure de potassium, fut poussée dans ce kyste.

Immédiatement après cette injection il survint une syncope, puis, quand la malade fut revenue à elle, elle eut pendant 30 heures des vomissements de nature bilieuse d'abord, puis ensuite de toutes les boissons qu'elle prenait. La face était crispée, son pouls rapide mais non petit, comme dans la péritonite. Le ventre, du reste, est très peu douloureux à la pression. La douleur la plus vive accusée par la malade était au creux épigastrique. On prescrivit glace, eau de Seltz, potion de Rivière, cataplasmes laudanisés sur le ventre, mais ce fut sans succès. Les vomissements paraissaient avoir cédé à une potion avec opium 0,07.

Le 12 août. Sensibilité du bas-ventre à la pression, flueurs blanches très abondantes, bains, injections émollientes.

Le 14. Au toucher vaginal, la tumeur a complètement disparu : on ne sent aucune dureté à la place où le kyste existait.

Le 16. Appétit. La santé s'améliore tous les jours. Elle se trouve actuellement très bien portante, et quitte l'hôpital le 22 août parfaitement guérie, après avoir constaté de nouveau l'absence de la tumeur.

Si dans ce cas il n'y a pas eu une péritonite franchement déterminée, on ne saurait nier qu'il n'y ait eu une vive inflammation de la paroi kystique et que les tissus avoisinants n'aient participé à la phlegmasie. Ici encore nous sommes par conséquent loin de l'insensibilité de la paroi, affirmée par M. Boinet, et la tumeur a fait au contraire preuve d'une susceptibilité très grande. M. Boinet attribue cette inflammation à la quantité d'iode injectée, qui a pu être assez considérable ; il n'en est pas moins vrai qu'il y a danger à injecter ces cavités, qui ne sont point inertes, dont les parois peuvent transmettre au péritoine et aux organes voisins l'inflammation provoquée par l'action de l'iode.

Observation L.

Hydropisie enkystée de l'ovaire. — Évacuation par la ponction de 16 litres de liquide. — Injection iodée. — Guérison.

(M. Duplay Archives générales de médecine, 1853, rapportée par Boinet.)

M. J..., 65 ans. Je vis la malade pour la première fois en 1849. Début de sa tumeur vers 1836.

Elle a fait un traitement interne inutile.

Le ventre était alors beaucoup plus volumineux que celui d'une femme enceinte parvenue au terme de la grossesse. Il était uniformément distendu et une fluctuation très évidente laissait reconnaître une collection de liquide.

D'après la marche des accidents, d'après la position qu'occupait la masse intestinale, il était facile de reconnaître une hydropisie enkystée de l'ovaire.

La marche était très pénible, la respiration déjà fort gênée, et, d'un autre côté, l'état général était excellent. Je proposai à la malade la ponction, comme étant le seul moyen, si non de la guérir, du moins de la soulager; mais elle recula devant l'idée d'une opération.

Mise en rapport avec un empirique, qui promet de la guérir à l'aide d'un traitement particulier, elle prit des purgatifs drastiques fréquents.

Les remèdes violents, qui frappèrent sur la malade sans toucher à sa maladie, compromirent un instant sa santé. Dès lors, Mme J... eut le bon esprit de suspendre le traitement et de ne pas attendre la fin de la cure.

Je revis cette malade, que j'avais perdue de vue pendant deux ans, vers la fin de 1852. La santé générale était un peu détériorée, les digestions étaient devenues difficiles et laborieuses, tant à cause des moyens violents mis en usage, qu'à cause de l'augmentation du volume du ventre. La respiration était devenue très pénible, et la malade, découragée, demandait avec instance qu'on la soulageât, même à l'aide d'une opération.

M. Monod, appelé en consultation, partagea mon avis sur la nature de la maladie et l'urgence de l'opération, et il fut décidé que la ponction serait suivie d'une injection iodée; dans le cas, toutefois, où l'exploration du ventre, après l'évacuation du liquide, ne nous ferait rien découvrir qui pût contre-indiquer l'opération.

Le 2 février, une ponction fut faite dans le côté gauche de l'abdomen et donna issue à 16 litres 1/2 d'un liquide d'un jaune très clair, très ténu, très limpide, dont les dernières gouttes seules furent un peu troubles. L'abdomen fut comprimé dans tous les sens, à l'aide des mains, afin d'évacuer la totalité du liquide. Une exploration attentive ne fit découvrir l'existence d'aucun engorgement, ni d'aucune induration partielle du kyste. Une injection iodée de 250 gr. fut poussée par la canule du trocart; elle était composée : d'eau, 100 parties; alcool, 30; iode, 5; iodure de potassium, 15.

L'injection faite, le ventre fut malaxé dans tous les sens pendant cinq minutes.

Ni l'injection, ni la malaxation ne furent pénibles pour la malade, qui n'éprouva aucune douleur. Le liquide injecté ressortit presque en totalité moins 2 grammes, par la canule, soit à l'aide de la pression exercée sur l'abdomen, soit à l'aide de la seringue qui servit à en aspirer les dernières gouttes.

Immédiatement après, le ventre fut recouvert de douze cardes de coton superposées les unes aux autres et qui furent maintenues à l'aide d'un bandage de corps fortement serré.

Cette compression nous parût indispensable pour refouler le kyste et maintenir ses parois dans le contact le plus immédiat.

La malade fut mise à l'usage des boissons délayantes et elle dut prendre toutes les heures une pilule d'extrait gommeux d'opium de 1 centigramme.

Le soir, fréquence du pouls, un peu de sécheresse de la bouche, une soif assez vive; du reste, elle n'éprouvait aucune douleur dans le ventre, qui était entièrement insensible à la pression.

3 février. Nuit un peu agitée; soif; fièvre; pouls à 100; un peu de chaleur de la peau.

Ventre un peu douloureux, mais seulement à la région hypogastrique et surtout du côté gauche au niveau de la fosse iliaque. Pas de selles. Urines très troubles, abondantes, dénotant la présence de l'iode. (Potion avec 4 gr. alcoolature d'aconit, boissons délayantes, diète.)

Le 4. Nuit assez agitée; chaleur; insomnie jusqu'à 2 heures du matin; sommeil le reste du temps.

Le matin, quelques nausées, soif vive; ventre légèrement distendu par les gaz. Sensibilité de la région hypogastrique, plus marquée du côté droit que du côté gauche, qui, la veille, au contraire, présentait la sensibilité la plus vive. Du reste, la douleur que détermine la pression n'est pas très aiguë, et pour la faire naître il faut comprimer le ventre assez fortement.

Tout le reste de l'abdomen est indolent. Le pouls est à 100, et les urines présentent toujours des traces d'iode. (Potion avec 4 gr. alcoolature d'aconit; diète.)

Le 5. La nuit a été plus calme; un peu de sommeil. L'abdomen est toujours légèrement distendu par les gaz; la sensibilité de la région hypogastrique a beaucoup diminué et la pression est beaucoup moins douloureuse. Le lavement de la veille a entraîné quelques matières fécales; la langue est blanchâtre, la bouche pâteuse; il y a quelques nausées; le pouls est redescendu à 80 pulsations. Urines présentant mêmes caractères que la veille. (15 gr. huile de ricin; mêmes boissons.)

Le 6. La malade a eu cinq ou six évacuations alvines; le pouls est presque normal; il n'y a plus de chaleur à la peau. Un peu d'appétit.

L'enduit de la langue est presque entièrement disparu: le ventre est souple et a perdu toute espèce de sensibilité; les urines, abondantes et presque limpides, ne présentent plus que de très légères traces d'iode.

Depuis lors, la convalescence marcha franchement. Le ventre reste parfaitement indolent. Le palper et la percussion ne font reconnaître aucune trace de liquide dans l'abdomen. (Ceinture abdominale.)

Nous avons revu plusieurs fois la malade, M. Monod et moi, et, malgré une exploration attentive du ventre, nous n'avons pu constater rien qui dénote le retour de la maladie. Quelques mois plus tard, l'examen du ventre ne laisse plus sentir qu'un empâtement de la fosse iliaque gauche, dû au pélotonnement du kyste sur lui-même, et sans aucune trace de fluctuation.

Cette dernière observation, beaucoup plus favorable que les deux précédentes indique cependant un assez fort degré d'ivresse iodique et montre que la paroi kystique est devenue sensible à la suite de l'injection. Les gaz qui ont distendu l'abdomen, les vomissements, la langue séche, le pouls à 100° sont des symptômes qui ne sont pas bien graves, mais qui se montrent à peine à la suite de l'ovariotomie où souvent même la réaction fébrile n'existe pas.

Si à ces quatre observations nous ajoutons celle

de M. Després, qui est sujette aux mêmes objections, nous conclurons qu'il ne faut user qu'avec une extrême réserve des injections iodées. Elles peuvent amener la guérison et l'ont amenée souvent, puisque Boinet en cite dix cas, dont nous en reproduisons trois, et que Peaslee (Ovarian Tumours, 1873) en rapporte huit dus à G. Braun, de Vienne (Wiener med. Presse, oct. 1869, p 18 et 23), mais les symptômes qui suivent l'injection exposent, à notre avis, les malades autant sinon plus que l'extirpation de la tumeur. Quoiqu'en dise M. Boinet la paroi kystique n'est pas inerte et le plus souvent l'action de l'iode y détermine une vive inflammation. Il peut se faire que cette phlegmasie ne se produise point dans les poches épaisses des véritables kystes ovariques; mais les tissus minces et transparents qui circonscrivent la cavité des tumeurs paraovariques sont beaucoup plus susceptibles et les faits que nous avons cités le prouvent surabondamment.

Observation LI.

Kyste de l'ovaire guéri par les injections iodées.

(M. Després, Société de chirurgie, de Paris, 19 juillet 1882.)

Dès l'âge de 2 ans, cette malade eut, dit-elle, toujours le ventre très développé, mais ce n'est que vers l'âge de 16 ans que l'attention fut sérieusement attirée de ce côté. L'abdomen, en effet, avait depuis un volume considérable. La malade éprouvait une gène marquée, surtout dans la marche et à la suite d'exercices un peu violents. La respiration était aussi gênée. Il existait une sensation de pesanteur dans le bassin, se changeant parfois en véritable douleur, avec irradiation dans les membres inférieurs et les lombes. Aucun symptôme à noter du côté des voies génitales, sauf l'irrégularité des règles. La menstruation s'établit à l'âge de 15 ans et depuis a toujours été irrégulière. Parfois les règles ne se manifestaient que tous les deux mois et peu abondamment ; d'autres fois, au contraire, elles reparaissaient tous les quinze jours et plus abondantes que de coutume.

Les choses durèrent dans cet état jusqu'à l'âge de 25 ans, époque où la malade, voyant son ventre devenir de plus en plus volumineux et être pour elle la source d'une gêne continuellement croissante, se décida à consulter un médecin en Auvergne. Celui-ci pratiqua une ponction à l'abdomen, qui donna issue à 22 litres de liquide limpide et clair (1879).

Aucune injection ne fut faite dans la tumeur. La ponction ne fut suivie d'aucun accident ; mais la tumeur se reproduisit rapidement et quelques jours après le ventre avait repris son volume antérieur.

La malade vint alors à Paris et entra le 22 juillet 1881 chez M. Laboulbène, à l'hôpital de la Charité. Celui-ci ayant reconnu que l'affection était du domaine de la chirurgie, envoya la malade à M. Després.

30 octobre. Ce chirurgien pratiqua dans la tumeur une ponction, qui donna issue à 22 litres de liquide environ.

Huit jours après, le liquide s'était reformé et la tumeur étant moins grosse, l'opération fut décidée.

4 décembre. Nouvelle ponction, qui donna issue à environ 10 litres de liquide. Cette ponction est suivie de l'injection, dans le kyste, de teinture d'iode iodurée. (Eau, 100 gr. ; teint. d'iode, 100 ; iod. de pot., 5.)

Cette injection donna lieu à une réaction inflammatoire assez marquée, mais qui ne dura que quatre jours. La température ne dépassa guère 39°.

Le kyste ne tarda pas à se reproduire lentement.

21 janvier 1882. Après une ponction, qui permet de retirer 6 litres de liquide, on injecte de nouveau dans le kyste 200 gr. de teinture d'iode, mais pure cette fois, et qui fut laissée presque totalement dans le kyste.

Pendant quatre jours, on observe des phénomènes d'inflammation locale, sans réaction générale bien vive. (La température ne monte qu'une seule fois à 39°.)

La tumeur diminue progressivement, et deux mois après a complètement disparu.

Actuellement (10 juillet), il n'en reste plus d'autres traces que des rides et des plis nombreux de la paroi abdominale antérieure, distendue autrefois par le liquide. On ne sent pas de tumeur dans l'abdomen. Le ventre, mesuré à l'ombilic, depuis quatre mois tous les huit jours, ne donnait aucune augmentation. Les règles, depuis l'opération, sont venues normalement tous les mois.

« Une dernière objection enfin à l'injection iodée, c'est qu'il y a à craindre que les guérisons que l'on obtient ne puissent pas être considérées comme définitives. M. Kœberlé (art. Ovaire du Diction. Jaccoud, p, 557) rapporte qu'il a opéré plusieurs malades atteintes de kystes, qui avaient subi antérieurement des injections iodées et qui paraissaient guéries pendant plusieurs années. Mais dans un cas, la récidive n'a été constatée qu'au bout de huit ans. La reproduction de la tumeur sera d'autant plus à craindre que la poche du kyste pourra ne pas être uniloculaire ou que l'ovaire lui-même pourra être altéré. C'est ce qui faisait dire à M. G. Lucas-Championnère (Société de chirurgie, 23 juillet 1884): « Les kystes parao-« variques ne guérissent pas par la ponction, fût-« elle suivie d'injection iodée; ils sont donc justi-« ciables de l'ovariotomie. »

DE L'EXTIRPATION.

La ponction est insuffisante le plus souvent à amener la guérison radicale; l'injection iodée, parfois aussi inefficace, peut être le point de départ d'accidents très graves et compromettant l'existence de la malade; il ne nous reste donc plus qu'à rechercher quels pourront être les résultats de l'ablation de la tumeur tant au point de vue de la cure radicale que des dangers à courir pour la patiente.

Nous savons que, grâce aux applications pratiques de la chirurgie antiseptique, l'ovariotomie devenue une opération usuelle ne donne plus lieu qu'à une mortalité relativement faible et qui va sans cesse en diminuant, mortalité qui, comparée à celle des autres grandes opérations chirurgicales courantes, se trouve à l'avantage de l'ovariotomie (Boinet, art. Ovariotomie du Dict. encyclop. des sciences médic., p. 310). Il s'agit donc de savoir si, dans les cas de kystes du ligament large, non ovariques, les résultats de l'extirpation sont aussi favorables que pour l'extirpation des kystes ovariques proprement dits.

Les opinions des auteurs sont partagées à ce sujet. Nous croyons toutefois que cela provient de ce que quelques-uns ont compris, dans leurs statistiques sur les kystes du ligament large, toutes les tumeurs kystiques trouvées dans ces replis péritonéaux, que ce fussent des kystes à liquide clair, des kystes uniloculaires à liquide épais, et même des kystes multiloculaires (Péan). Ils ont confondu bien souvent les kystes paraovariques avec les kystes ovariques inclus dans les ligaments larges.

M. Kœberlé professe l'opinion que les kystes du ligament large, quoique non adhérents, donnent de mauvais résultats lorqu'on les traite par l'extirpation à la façon des kystes de l'ovaire. (Art. Ovaire du Dict. de médec. et de chirurg. prat., p. 556.)

M. Duplay (Société de chirurgie, 19 juillet 1882) croit aussi que ces kystes étant difficiles à pédiculiser leur extirpation en est rendue difficile et dangereuse. Du reste ajoute-t-il, il est inutile de les enlever, ils guérissent toujours par la ponction. Ce n'est pas l'avis de M. Lucas-Championnière, qui croit que le plus souvent le défaut d'adhérences rend l'extirpation de la tumeur facile.

M. Péan est aussi d'avis que l'ablation de ces tumeurs ovariques présente des difficultés parfois considérables et il les divise en trois catégories.

« 1° Dans la première, la tumeur prend son ori-
« gine dans le ligament large ; cela n'est pas dou-
« teux puisque l'ovaire pend à côté, indemne, sou-
« tenu par son ligament propre et flottant dans

« son aileron séreux. Mais la tumeur est complè-
« tement superficielle au ligament large sur le-
« lequel elle s'insère par un rétrécissement de sa
« tunique d'enveloppe qu'il est possible d'étrein-
« dre et de froncer en une sorte de pédicule. La
« paroi de ces tumeurs est communément fibreuse
« lisse, unie, d'épaisseur partout égale. Le liquide
« soutenu est presque invariablement séreux et
« incolore comme de l'eau.

« Au point de vue opératoire, pas plus de diffi-
« culté que les kystes ovariques; pas plus de
« gravité au point de vue du pronostic. »

2° Dans la seconde catégorie le kyste émerge de l'épaisseur du ligament large, mais par sa partie la plus inférieur plonge dans l'épaisseur des deux feuillets dédoublés de ces membranes. Cette variété inspire moins de confiance au point de vue du pronostic.

3° La portion profonde du kyste s'engage plus profondément dans l'épaisseur du ligament. On ne peut plus en obtenir le rebroussement et le dégagement du fond du sac par une simple traction. Les manœuvres nécessaires pour obtenir l'extirpation deviennent alors très compliquées et impriment au pronostic un caractère beaucoup plus grave.

De 1874 à 1880 M. Péan a eu l'occasion de faire l'ablation de 43 kystes du ligament large. Il a eu 25 succès et 18 insuccès. Presque toujours il a fait l'extirpation complète, et dans les cas où il a été obligé d'avoir recours à l'excision partielle, il a drainé le fond de la poche qui a guéri par suppuration.

La statistique de M. Péan est peu favorable; mais il ne faut pas oublier qu'il y a compris toutes les productions kystiques des ligaments larges et nous avons pu nous assurer que chaque fois qu'il eu affaire à un kyste séreux, il y a presque toujours eu guérison. Il dit lui-même, d'ailleurs, que cette variété de tumeurs n'offre rien de spécial au point de vue de la gravité du pronostic, et sur 50 cas de kystes séreux ovariques ou parovariques opérés par lui, il y a eu 46 guérisons. Jusqu'en 1876, sur 13 kystes séreux du ligament large, il a eu 11 succès et 2 insuccès.

Nous avons pu recueillir les résultats des ablations d'un nombre assez considérable de kystes des ligaments larges, et si nous tenons compte des observations publiées sous ce titre et qui concernaient des kystes ovariques inclus dans ces ligaments, nous enregistrons une mortalité excessivement faible, puisque sur 184 cas, il n'y a que 33 insuccès.

M. Kœberlé, malgré l'opinion citée plus haut, a traité tous les kystes des ligaments larges, qui se sont présentés à lui, par l'extirpation avec réunion immédiate ou avec un tube à drainage. Il n'a eu qu'une mort et dans deux cas une fistule a persisté assez longtemps (loc. cit., p. 587).

Lawson-Tait sur 1,000 cas de gastrotomie a fait

65 fois cette opération pour des kystes paraovariques ; il n'a perdu que deux malades. Il attribue ses insuccès à l'emploi du clamp (British. medic. Journ., janv. 1885). « Th. Savage (ibid. loco) a fait 4 fois l'ablation de kystes paraovariques et a toujours réussi. » Th. Oliver a toujours vu aussi la guérison succéder aux ablations auxquelles il a assisté trois ou quatre fois.

Bon nombre d'autres extirpations de kystes paraovariques ont été faites en Angleterre, en France, en Allemagne et presque toujours ces tentatives ont été suivies de succès. Nous avons réuni tous ces cas dans le tableau suivant.

AUTEURS.	INDICATIONS BIBLIOGRAPHIQUES.	Total des cas.	Succès.	Insuccès.	OBSERVATIONS.
Lawson Tait.	British med. Journal, janv. 1885	65	63	2	
Th. Savage.	Id.	4	4		
Spencer Wells.	Traité des tumeurs de l'ovaire.	2	2		
Id.	Medical Times and Gazette, 1878, t. II, p. 45.	4	4		Ablation partielle. Drainage consécutif, 2 fois.
Dr Nott (de New-York).	Peaslee. Ovarian tumours, 1873	1	1		Après 2 ponctions.
Angus Macdonald.	Edinburgh med. Journ., 1881, oct. nov., cas XII et XIII.	2			
Roberts.	The Lancet, 1873, t. I et II.	2	2		
Meredith.	Id., 1880.	1	1		
Terrier.	Union méd., 1883.	1	1		Après 2 ponctions.
Lucas-Championnière.	Journ. de méd. et de chirurg. prat., 1883.	2	2		
Kœberlé.	Dict. de méd. et de ch. pr., art. Ovaire.	13	12	1	2 fois une fistule a persisté longtemps.
Winckel.	Die Path. des Weeblick sex. organ. Stuttgard, 1878.	4	3	1	
Arning.	Arch. f. Gynæk., t. X.	1	»	1	Mort 76 h. après l'opération
Gusserow.	Id. t. IX.	1	1		
Spiegelberg.	Id. t. I.	1	1		
Schatz.	Id. t. IX.	1	1		
Meadowes.	Obst. Trans. of London, XIV.	1	1		
Wyn-Williams.	Id. VIII.	1	»	1	Récidive rapide de la tumeur après ponction.
Schwartz.	Bleckwenn. Inaugura ldissertation. Gottingen, 1878.	2	»	2	
Le Dentu.	Th. Castaneda y Triana. Paris, 1882.	1	1		
Wash. Atlee.	Ovarian tumours. Philadelph. 1873.	3	3		1 cas de mort par convulsions quelques semaines plus tard.
Schroder.	Berliner Klinik Woch., 1880.	1	1		
	Zeitschr. f. Geburtsh u. Gyn. Bd II, Heft 2, p. 365	5	5		Ablation par excision et drainage.
Wagner.	Berlin. Klinik Woch., 1868.	1	»	1	
Breisky.	Fischel. Arch. f. Gyn., t. XV.	2	1	1	
Olhsausen.	Khrankeiten des Ovarien in Billroth's Handbuch, 1877.	2	2		
Mueller.	Correspond. Blatt f. Schweitz. Aerzt. 1er et 15 oct. 1879.	8	6	2	6 fois procédé par excision de l'auteur, 5 guérisons.
Kocher.	Id. 1er et 15 février 1880.	4	3	1	
Martin.	Berliner Klinik Wochens.	1	1		
Péan.	Clinique chirurg. en 3 volumes, de 1874 à 1880.	43	25	18	Ces chiffres comprennent les kystes ovariques inclus dans les ligaments larges.
Tyler-Smith.	Schatz. Arch. f. Gynæk., IX, (Prochnowick).	1	»	1	
Kozinski.	Id. Id.	1	»	1	
Noggerath.	American Journ. of obst. 1879.	1	1		
Grailly-Hewett.	Diseases of Women. London. p. 640, cas 11.	1	1		Ponctionné 2 fois.
		184	151	33	

Il est donc évident que cette opération ne présente en somme que des dangers très restreints, et que la guérison en est presque toujours le résultat. Il suffit, d'ailleurs, de se reporter aux cas publiés par les différents auteurs indiqués pour s'assurer qu'en général la guérison s'est effectuée sans complications graves, et que souvent il n'y a même pas eu de réaction fébrile.

S'il devait en être toujours ainsi, nous n'hésiterions pas à recommander aux chirurgiens de débarrasser immédiatement les malades de leurs kystes Mais il arrive souvent qu'à l'absence du pédicule, il faut ajouter que la tumeur a contracté des adhérences avec le mésentère et l'S iliaque, qu'elle est très profondément située dans le ligament large. L'énucléation ordinaire est alors difficile et dangereuse. La dissection des parois expose à des lésions graves des organes voisins et à des hémorrhagies profuse. Que faire en pareille circonstance ?

De nombreux procédés ont été proposés, dans ce cas, pour arriver à la guérison radicale de la tumeur. Parmi toutes ces méthodes nous citerons en première ligne « l'excision d'une partie des parois du kyste et le drainage des parties restantes ». Un praticien ouvre le ventre d'une malade pour en extraire un kyste volumineux, uniloculaire qu'il croit extraovarique, mais il s'aperçoit dans le cours de l'opération qu'il ne pourra pas énucléer la tumeur et qu'il devra ou modifier complètement son manuel opératoire ou renoncer à l'extirpation. Il vide alors le kyste, excise tout ce qu'il est possible d'exciser de la tumeur, lie les vaisseaux coupés dans la paroi, puis abandonne le fond de la tumeur dans la cavité de l'abdomen et suture les parois du ventre ou bien fait le drainage. Ce procédé, employé pour la première fois par Jefferson et West, a donné d'assez bons résultats à Sp. Wells, à M. Péan et à quelques autres chirurgiens. Il avait été désastreux pour les kystes de l'ovaire proprement dits.

On a reproché à ce procédé d'être très long et de créer par le drainage des fistules, qui laissent la porte ouverte à de graves complications (Castaneda). Nous croyons avec M. L. Labbé (Bulletin Académie de médecine, t. IX, n° 48. De la valeur du drainage péritonéal dans l'ovariotomie) que la méthode antiseptique donne au drainage une innocuité remarquable, qui assure au contraire à ce procédé des avantages qu'il n'avait pas lorsqu'on refermait simplement la cavité abdominale laissant le kyste sécréter au contact du péritoine (Simpson, Sp. Wells), et abandonnant aux reins le soin d'évacuer le liquide produit.

Schrœder (Zeitschr. f. Geburtsh. u. Gynæk., Bd II, Heft 2, p. 365) dit que cinq fois il a usé du procédé de l'excision du kyste et qu'il a fait le drainage après avoir suturé les bords du kyste avec la paroi abdominale; cinq fois il a obtenu la guérison. La convalescence est longue, il est vrai, mais il n'y a pas à craindre la récidive.

Du reste, dans le tableau statistique que nous avons publié plus haut, un certain nombre de cas, ceux de Schrœder, quelques-uns de Péan, de Lawson-Tait, de Kocher, etc., ont été traités par ce procédé et nous avons pu voir que les résultats n'étaient pas défavorables, puisque malgré les difficultés opératoires, qui ont pu se présenter, on a obtenu une moyenne de 82,06 0/0 de succès.

Mueller (Corresp. Blatt f. Schweitz Ærzt, 1er et 15 oct. 1879), qui s'est servi d'un procédé analogue dans les cas de tumeurs non pédiculisables et intimement adhérentes à l'intestin, a guéri 5 malades sur 6; encore cette dernière était-elle atteinte, au moment de l'opération, d'une atrophie des reins.

Se basant sur ce fait que les kystes paraovariques après une rupture spontanée dans l'abdomen ne donnaient lieu le plus souvent à aucun accident et ne récidivaient pas, J. Simpson (Glascow medic. Journal, may 1869, p. 360) a traité un cas de la façon suivante : « Après avoir, avec un trocart ordinaire, vidé une petite quantité de liquide kystique qu'on reconnut incolore, clair et inoffensif pour le péritoine, on arrondit la plaie abdominale avec le bistouri ; un trocart du diamètre du petit doigt fut alors introduit dans le kyste. Il était construit de telle façon qu'il pût détacher dans la paroi de la tumeur un lambeau en forme de croix de Malte. Après que la moitié du contenu eût été évacué, l'instrument fut retiré et la plaie abdominale suturée par des fils d'argent. Le kyste communiquait alors avec la cavité abdominale, et son contenu fut résorbé par le péritoine sans le moindre signe de réaction fébrile (Gallez, Histoire des kystes de l'ovaire. Bruxelles, 1873).

Olshausen (loc. cit.) rapporte que Sp. Wells aurait aussi obtenu d'excellents résultats de ce procédé. Il enlevait une portion circulaire de 3 centimètres de diamètre de la paroi du kyste, puis il liait les vaisseaux qui donnaient du sang ; le kyste était replacé dans la cavité abdominale et la plaie des parois du ventre suturée.

Les faits que nous possédons ne suffisent pas pour nous permettre de nous prononcer d'une façon définitive sur ce procédé, et comme d'autre part le drainage de la cavité, après l'ablation partielle, a donné d'excellents résultats (Schrœder, Mueller, Sp. Wells), nous pensons que c'est à cette méthode opératoire que l'on devra avoir recours dans le cas de kystes sans pédicule avec adhérences nombreuses.

En résumé, les kystes séreux du ligament large traités par l'extirpation, quel qu'ait été le procédé employé, ont donné des résultats très satisfaisants, malgré l'absence fréquente du pédicule et les difficultés opératoires dues à l'adhérence des parois, à l'intestin et au mésentère dans quelques cas. La mortalité n'a éte en général que de 18 0/0 et même de 15 0/0, si l'on tient compte des kystes ovariques qui ont été compris dans cette statistique parce qu'ils s'étaient développés dans ces ligaments.

Ces faits suffiraient donc presque à légitimer l'extirpation d'emblée et à confirmer l'opinion de M. Terrier qui, considérant aussi la récidive comme la règle, pense qu'il vaudrait peut-être mieux enlever ces kystes immédiatement (*séance de la Société de chirurgie de Paris*, 27 mai 1885).

CONCLUSIONS.

De tout ce qu'il a été dit dans le cours de ce travail, il ressort que :

1° A l'encontre de ce qui a toujours été professé jusqu'ici, la guérison après ponction des kystes paraovariques est l'exception et la récidive la règle. Cette récidive parfois rapide se fait d'ordinaire *très lentement.*

2° Il existe cependant des cas authentiques de guérison, et cela suffit pour que l'on fasse toujours la ponction avant de procéder à une opération plus radicale.

3° Les injections iodées parfois insuffisantes, sont en outre le point de départ d'accidents très graves pouvant compromettre l'existence. Elles sont moins sûres et tout aussi dangereuses que l'ovariotomie.

4° Quel que soit le procédé employé pour obtenir l'ablation complète ou incomplète de la tumeur, la mortalité est relativement faible, 15 0/0. Le plus souvent les malades guérissent sans réaction inflammatoire.

Donc : *chaque fois que l'on se trouvera en présence d'un kyste paraovarique, il sera bon de faire la ponction et d'attendre. Si la tumeur récidivait, on aurait alors recours à l'ovariotomie.*

INDEX BIBLIOGRAPHIQUE

ANGUS MACDONALD. — Report of fourteen cases of completed ovariotomy. Edinburgh medical Journal, oct., nov. 1881, cas XII et XIII.

ARNING. — Grosse cyste des ligamentum latum sinistrum. Arch. fr. Gynækolog., t. X, p. 392; et Allem. Wiener med. Zeitung, oct. 1876.

ATLEE WASHINGTON. — General and differential diagnosis of ovarian tumours. Philadelphia, 1873.

BAKER-BROWN. — On ovarian dropsy. London, 1862; On some diseases of women. London, 1852 et The lancet, 1844, 1846 et 1849.

BANDL (Ludwig). — Die Krankheiten der Tuben, der Ligamente u. s. w. Pitha and Billroth's Handbuch. Stutgard, 1879.

BANTOCK (Geo-Granville). — On the pathology of certain so called unilocular ovarian cysts. Transacts of the obstetrical Societ. of London, t. XV, p. 105.

BARNES. — Traité des maladies des femmes. Traduct. française, 1876.

BEIGEL. — Krankheiten der Weiblichen Geschleschts. Leipsik, t. I, p. 327 et t. II, p. 61.

BIRD. — Diagnosis and treatment of ovarian tumours, Medical times and Gazette, 1851.

BLECKWENN. — Ueber die cysten des ligament. uteri latum. Inaugural dissertation. Gottingen, 1878.

BOINET. — Tumeurs de l'ovaire et ovariotomie, édit. 1877. Iodothérapie, 1855. — Art. Ovaire et Ovariotomie du Dict. encyclop. des Sciences médicales.

BOUILLY. — Rapport sur un cas de M. Jeannel. Bulletin de la Société de chirurgie, 23 juillet 1884.

BRIGHT (Richard). — Observations on abdominal tumours and intumescence illustrated by cases of ovarian diseases. Guy's Hospit. reports. London, 1831 et 1838.

BROCA. — Traité des Tumeurs, 1852 et Bulletin de la Soc. anatomique, 1851.

BRUNKER. — Dublin quarterly medic. Journal, t. LVI, 1873, p. 170.

CASTANEDA Y TRIANA. — Des kystes du ligament large. Th. Paris, 1882.

CAZEAUX. — Des kystes de l'ovaire. Thèse d'agrégation, Paris, 1844.

CLAUDOT. — Union médicale, 1856.

CLAY (Ch.). — Trans. of the obstet. Soc. of London, t. V.

CLAY (John). — The lancet, 1879, t. II, p. 689. Kyste dermoïde du ligament large.

DELPECH. — Clinique chirurgicale de Montpellier, t. II, p. 214 et 123.

DE SINÉTY. — Arch. de Physiologie, 1878 à 1881 et Traité de Gynécologie, Paris, 1884.

DESPRÉS. — Kyste de l'ovaire et injections iodées. Bulletin de la Société de chirurgie, 19 juillet 1882.

DUNCAN (MAT.). — Clinical lectures on diseases of Women, delivered in St-Bartholomew's Hospital. London, 1879. p. 190.

DUPLAY (S.). — Progrès médical, janvier 1879, et Des indications et contre-indications de l'ovariotomie, in Arch. générales de médecine, 1879.

DRYSDALE (Th.). — On the granular cell found in ovarian fluid. Philadelphia, 1873.

EPPINGER. — Prager Vierteljahrsschrift u. s. w., 1873, p. 45.

FERRAND. — Art. Ovaire du Dict. encyclop. des Sciences médicales.

FISCHEL. — Arch. fr. Gynækol., t. XV, p. 198.

FOLLIN. — Recherches sur le corps de Wolff. Thèse Paris, 1850.

FREUND. — Berliner Klinik Wochensc., 1878, p. 418.

GALABIN. — Transacts of the obstet. Society of London, t. XXI, p. 288.

GAIRDNER. — British medical Journal, 1876, t. I, p. 261.

GALLEZ. — Histoire des kystes de l'Ovaire. Bruxelles, 1873.

GENDRIN. — Gazette des hôpitaux, 1840.

GIBIER DE SAVIGNY. — Bulletin de la Société anatomique, 1881.

GRAILLY-HEWITZ. — On diseases of Women. — London 1872.

GUSSEROW. — Arch. fr. Gynækol., t. IX, p. 478 et t. X, p. 184.

HAMILTON. — Pratic. observat. on midwif, 2e édit. Edinburgh, 1840.

HEGAR. — Die operative Gynækologie. Erlangen, 1874.

HERRERA-VEGAS. — Des kystes de l'Ovaire. Thèse de Paris, 1864.

HOLMES. — Principles ond pratice of surgery. London, 1873.

HOWITZ. — Americ. Journ. of Obstetrics, 1878.

HUGUIER. — Mémoires de la Société de chirurgie, t. I, 1847, p. 285.

IZENARD. — Bulletin de la Société anatomique, 1875, t. XX, p. 590.

KALTENBACH. — Die operative Gynækologie. Erlangen, 1874.

KIWICH. — Klinishe Worträge, t. II, p. 221 et Frauen Krankeiten, t. II, p. 235.

KOCHER. — Correspond. Blatt fr. Schweitz Aerzt. 1er et 15 février 1880, p. 108 et 109.

KŒBERLÉ. — Gazette médic. de Strasbourg, 1873 et Art. Ovaire du Dictionn. de Médec. et chirurgie pratiques.

LAUGLEY-BROWN. — The Lancet, 1879.

LAWSON-TAIT. — Medic. Times and Gazette, 1881 — The Lancet, 1879 et 1880. — Pathology ond treatment of diseases of the ovaries. London, 1873. — British medic. Journ., janvier 1885.

LEFORT. — Bulletin de la Société de chirurgie, 19 juillet 1882.

LENOX-HODGE. — Philadelphia med. Times, 17 mars 1877.

LESAVRE. — Des kystes paraovariques. Th. Paris, 1879.

LIEUTAUD. — Anat. et Histologie pratiques, t. II.

LUCAS-CHAMPIONNIÈRE. — Bulletin de la Soc. anat. 1875, p. 591. — Société de chirurgie, 19 juillet 1882 et 23 juillet 1884.— Journal de méd. et de chirurg. prat., 1883, p. 7.

MALASSEZ. — Archives de physiologie, 1878 à 1881.

MARTIN. — Berlin. Klinik Wochensc., oct. 1880, p. 580.

MEADOWS. — On the probable origin of cert. forms of cyst. disease of the ovary.—Transacts of the obstet. Society of London, t. XIV, 1878, p. 39.

MEHU. — Arch. générales de médecine, 1881.

MEREDITH. — Extra peritoneal ovariotomy. The lancet, 1880.

MORLAY (J.). — The lancet, 1885, p. 33.

MULLER. — Corresp. Blatt fr. Schwartz, Aerzt, 1er et 15 oct. 1879.

NEPVEU (G.). — Rupture des kystes de l'Ovaire. Annales de Gynécologie, 1875.

NOGGERATH. — Americ. Journ. of obstetrics, 1879.

OLHSAUSEN. — Krankheiten des ovarien in Billroth's Handbuch. Stuttgard, 1877, p. 149.

PANAS. — Arch. de Tocologie, 1875, et Bulletin de l'Acad. de médecine.

PÉAN. — Clinique chirurgicale en 3 vol., de 1874 à 1880.

PEASLEE. — Ovarian tumours, 1873.

POZZI. — Gazette médicale de 1879.

ROBERTS. —The lancet, 1873, t. I, pp. 593 et 770; t. II, p. 416.

SAVAGE (Th.). — British médic. Journ., 31 janvier 1885.

SCANZONI. — The lancet, 1854, et On diseases of women, 1854.

SCHATZ. — Arch. für Gynækolog., t. IX, 1876, p. 126.

SCHULTZE. — Centralbatt für Gynæk., 1879, n° 6 et 1881, n° 1.

SHRODER. — Berlin. Klin. Wochensc., 1880, p. 168, et Zeitschr. f. Geburtsh, u. Gynæk., t. II, p. 365.

SIMPSON (J.). Diseases of Women. Edinburgh, 1872.

SIMPSON (R.). — Glascow med. Journ., may 1869, p. 300.

SPIEGELBERG. — Arch. fr. Gynæk., t. I, p. 142, 1870, et t. XIV, p. 175.

SAINT-THOMAS HOSP. REPORTS. — 1878, p. 332.

TERRIER. — Union médicale, 1883, 16 août.

TRÉLAT. — Bull. de la Société de chirurgie, 19 juillet 1882.

TROISIER. — Bull. de la Société anatomique, 1873, p. 160, t. XVIII.

VELPEAU. — Art. Ovaire du Dict. en 30 vol., 1852, t. XXVII.

VERNEUIL. — Recherches sur les kystes de l'organe de Wolff dans les deux sexes. Mémoires de la Société de chirurgie, 1857. — Bulletin de la Société de chirurgie, 19 juillet 1882.

VIAULT. — Le corps de Wolff. Thèse d'agrégation, Paris, 1880.

WALSHAM. — St-Bartholomew's Hospit. Reports, 1876, p. 223.

WAGNER. — Berliner Klin. Wochensc., 1868, p. 410.

WELLS-SPENCER. — Traité des tumeurs de l'ovaire, éd. 1872, et édit. fr. de P. Rodet, 1883. — British med. Journal

1862-1866-1874. — Medic. Times and Gazette, 1878, t. II, p. 45.

West. — Diseases of Women, 1880.

Westphalen. — Arch. für Gynæk., t. VIII, p. 89, 1875.

Winckel. — Die Pathol. des Weiblich. sexual organe. Leipsik, 1878-1880.

Winckler. — Arch. fr. Gynæk., t. XIII, p. 276.

Win-Williams. — Transact of the obstet. society of London, t. VIII.

TABLE DES MATIÈRES

INTRODUCTION 5

PREMIÈRE PARTIE.

Considérations générales sur les kystes paraovariques.

Historique 10
Définition et Pathogénie 14
Anatomie pathologique 22
Étiologie 32
Symptomes et Diagnostic 33
Pronostic 38

DEUXIÈME PARTIE.

Traitement.

Traitement médical 40
Traitement chirurgical 41
De la Compression 44
De la Ponction 44
De la Ponction suivie d'injection iodée . . . 89
De l'Extirpation 111
Conclusions 122
Index bibliographique 123

Paris. — A. Parent, imp. de la Fac. de médec., A. Davy, successeur,
52, rue Madame et rue M.-le-Prince, 14.

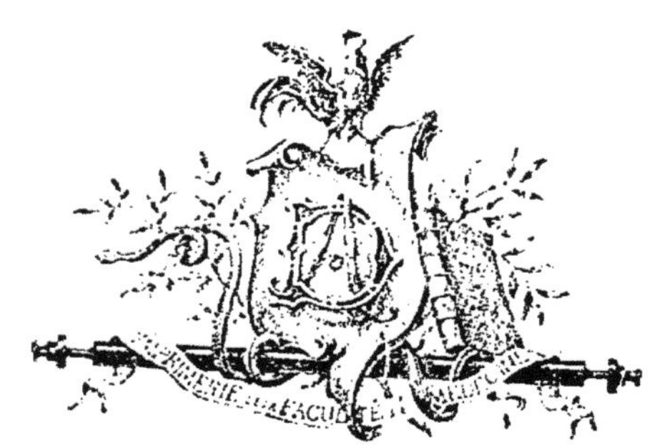

www.ingramcontent.com/pod-product-compliance
Ingram Content Group UK Ltd.
Pitfield, Milton Keynes, MK11 3LW, UK
UKHW021038230726
13926UKWH00004B/1552